Vidhi Walia
Nidhi Walia
Shivesh Mishra

Implantes em Odontopediatria

Vidhi Walia
Nidhi Walia
Shivesh Mishra

Implantes em Odontopediatria

Implantes em Odontopediatria

ScienciaScripts

Imprint
Any brand names and product names mentioned in this book are subject to trademark, brand or patent protection and are trademarks or registered trademarks of their respective holders. The use of brand names, product names, common names, trade names, product descriptions etc. even without a particular marking in this work is in no way to be construed to mean that such names may be regarded as unrestricted in respect of trademark and brand protection legislation and could thus be used by anyone.

Cover image: www.ingimage.com

This book is a translation from the original published under ISBN 978-620-8-22455-4.

Publisher:
Sciencia Scripts
is a trademark of
Dodo Books Indian Ocean Ltd. and OmniScriptum S.R.L publishing group

120 High Road, East Finchley, London, N2 9ED, United Kingdom
Str. Armeneasca 28/1, office 1, Chisinau MD-2012, Republic of Moldova, Europe
Printed at: see last page
ISBN: 978-620-8-30856-8

INTRODUÇÃO

Os implantes dentários são definidos como materiais aloplásticos ou dispositivos que são cirurgicamente colocados no tecido oral, no interior do osso, para fins funcionais, terapêuticos e estéticos.[1] Os implantes ganharam uma enorme popularidade como modalidade de tratamento para a substituição de dentes em falta em adultos[2]. A anodontia parcial congénita e a perda dentária traumática são frequentemente encontradas em pacientes pediátricos, e estes pacientes em crescimento necessitam frequentemente de reabilitação protética para a restauração das áreas edêntulas. Menos frequentemente são observados pacientes que necessitam de reabilitação secundária a procedimentos cirúrgicos. Historicamente, estes pacientes têm sido tratados com próteses removíveis antes da maturação esquelética e dentária. No entanto, é comum observar-se um aumento da reabsorção alveolar residual, complicações periodontais ou aumento das taxas de cárie secundárias ao desgaste destas próteses removíveis. A falta de adesão do paciente ao uso de próteses removíveis ou pontes de condicionamento ácido também gera preocupações dos pais, o que leva ao pedido de uma prótese mais estável. À medida que as pessoas se tornaram mais conscientes dos benefícios dos implantes dentários, há cada vez mais pedidos para a sua utilização por parte dos pais[3]. Nos últimos 10 anos, com o aumento da previsibilidade dos implantes dentários em forma de raiz, tem havido um maior interesse no potencial da utilização de implantes dentários no paciente em crescimento. No entanto, a utilização de implantes dentários em crianças para o suporte ou suporte assistido de uma prótese cria preocupações adicionais não observadas no paciente adulto. A questão do crescimento dentário e esquelético e o papel que desempenha na previsibilidade do sucesso dos implantes é uma variável importante quando os implantes são utilizados num doente em crescimento. A pesar nestas preocupações estão as pressões colocadas sobre o clínico para utilizar implantes dentários como um complemento aos cuidados protéticos pediátricos.

No caso de uma criança em crescimento, o clínico depara-se com os seguintes problemas:
• O risco de reabsorção óssea alveolar contínua após a extração dentária

• Em caso de ausência de dentes maxilares (congénita ou por extração), os rebordos alveolares não se desenvolvem, dificultando o crescimento sagital e vertical.

• Em contrapartida, o crescimento mandibular não depende da presença de dentes.
Portanto, na presença de hipodontia ou anodontia, a relação entre os dois maxilares tenderá a ser desproporcional devido ao crescimento normal contínuo da mandíbula e ao crescimento restrito da maxila, levando à má oclusão de classe III.

• Além disso, os factores fisiológicos e psicológicos aumentam a pressão para iniciar um tratamento precoce. Os implantes inseridos em pacientes pediátricos não seguem o processo regular de crescimento do esqueleto craniofacial e são conhecidos por se comportarem como dentes anquilosados, resultando em desvantagens funcionais e estéticas. Além disso, podem interferir com a posição e a erupção dos germes dentários adjacentes, resultando num potencial trauma grave para os botões dentários permanentes subjacentes. Estes e outros efeitos adversos resultaram numa indicação muito restritiva para a utilização de implantes dentários em indivíduos que ainda não completaram o crescimento craniofacial. Nos últimos anos, foi relatada uma exceção a esta restrição nas crianças que sofrem de hipodontia prolongada ou mesmo anodontia. Enquanto a oligodontia com deficiência de apenas alguns dentes é um achado relativamente comum, a ausência de numerosos dentes ocorre apenas raramente. Na maioria das vezes, estas crianças sofrem de síndromes congénitas, como a displasia ectodérmica, uma doença congénita rara caracterizada por aplasia ou displasia dos tecidos de origem ectodérmica, como o cabelo, as unhas, a pele e os dentes. Nos doentes afectados, a falta extensiva de dentes decíduos e permanentes resulta numa atrofia e numa taxa de crescimento reduzida dos processos alveolares afectados. A anodontia parcial observada na oligodontia e na displasia ectodérmica pode criar desfiguração dentária e facial, o que pode levar ao afastamento social, especialmente nos primeiros anos da adolescência. Para além disso, os implantes pediátricos também demonstraram estimular o desenvolvimento do osso alveolar. Relatórios recentes sugerem que estes pacientes pediátricos podem beneficiar notavelmente de uma reabilitação oral suportada por implantes durante a infância. Um implante osseointegrado preserva o osso alveolar, evitando a atrofia que se segue inevitavelmente à perda de dentes. Os implantes podem ser colocados na região da sínfise da mandíbula, mesmo em crianças muito pequenas, mas não devem ser colocados no maxilar superior, uma vez que o crescimento da maxila leva certamente ao afrouxamento ou enterramento do implante. Além disso, os botões não irrompidos seguem a migração descendente do maxilar; os dentes anquilosados e os implantes dentários não o fazem. Como os dentes estão ausentes em condições como a displasia ectodérmica, o crescimento dentoalveolar e a subsequente submersão do implante não são uma preocupação nestas situações. Do ponto de vista fisiológico, a conservação do osso pode ser a razão mais importante para a utilização de implantes dentários num doente em crescimento. Numa área de anodontia parcial congénita, existe pouco osso alveolar e, no caso de perda dentária traumática, a previsível rápida reabsorção do alvéolo residual pode ser acelerada pelo uso de uma prótese removível. Nestas situações, a colocação de um implante dentário é um tratamento conservador que altera o mecanismo de carga sobre o osso e retarda a sua reabsorção[3] . Assim, esta dissertação bibliográfica abordará de forma aprofundada as indicações, contra-indicações, vantagens e desvantagens da utilização de implantes dentários em crianças em crescimento

REVISÃO DA LITERATURA

1. **Bjork A. (1963)**[4] estudou radiograficamente as variações no padrão de crescimento da mandíbula humana. Implantou pinos de tântalo de 0,5 * 1,5 mm nos maxilares de crianças como pontos de referência estáveis para estudos cefalométricos longitudinais. Foi observado que, embora a maioria dos implantes fosse estável, os pinos afectados pelo crescimento não o eram. Os pinos no trajeto dos dentes em erupção e os pinos colocados perto de uma superfície óssea em reabsorção foram deslocados. O movimento dentário ortodôntico também deslocou os pinos. Quase todos os pinos colocados em áreas de reabsorção, como o ramo anterior da mandíbula ou a região anterior da maxila, foram perdidos e tiveram que ser substituídos. Os pinos colocados em áreas de crescimento ósseo aposicional foram gradualmente incorporados.

2. **Bergendal T, Eckerdal O, Hallonsten AL, Koch G, Kurol J, Kvirt S (1991)**[5] reabilitaram um menino de 3 anos com displasia ectodérmica grave. O menino tinha quatro dentes decíduos (53, 51, 61, 63) e quatro dentes permanentes (16, 11, 21, 26). Não havia dentes no maxilar inferior. Os rebordos alveolares nas áreas edêntulas eram baixos ou ausentes. Durante o período entre os 3 e os 6 anos de idade, o rapaz usava uma prótese parcial superior adaptada para permitir o desvio mesial dos dentes 16 e 26. Aos 6 anos de idade, foram colocados dois implantes Brånemark na região inferior do canino anterior. Foi construída uma sobredentadura especialmente concebida para o maxilar inferior. Durante os 4 anos seguintes, as próteses foram modificadas devido à erupção dos dentes permanentes e ao crescimento. No entanto, apenas foram necessárias pequenas correcções relativamente ao sistema de retenção da prótese inferior. Os implantes estão bem osseointegrados e estáveis e permitiram que o rapaz usasse uma prótese inferior sem quaisquer complicações.

3. **Thilander B, Odman J, Gröndahl K, Lekholm U. (1992)**[6] estudaram se os implantes osseointegrados se comportam como dentes em erupção normal ou como dentes anquilosados no maxilar em crescimento. Foram utilizados seis porcos jovens em crescimento, um dos quais foi selecionado aleatoriamente como controlo. Em cinco porcos de teste foram colocadas quatro fixações, três no maxilar inferior e uma no maxilar superior, cada uma em regiões com diferentes desenvolvimentos dento-alveolares. Foram colocados marcadores de amálgama na camada cortical vestibular adjacente ao implante para registar o crescimento. Nos porcos de controlo, apenas foram colocados marcadores de amálgama, mas não foram colocados implantes. Foram registados os resultados biométricos e radiográficos (radiografias intra-orais e cefalométricas laterais), após um período experimental de 165 dias. 6 dos 21 implantes falharam. Os resultados mostraram que os implantes osseointegrados não se deslocam secundariamente nas dimensões sagital e transversal e, portanto, não se comportam como dentes normais. Consequentemente, a técnica de osseointegração não deve ser recomendada nas regiões laterais em crianças pequenas, com uma possível exceção em pacientes que sofram de displasia ectodérmica.

4. **Ledermann PD, Hasell TM, Hefti AF (1993)**[7] relataram uma experiência positiva ao longo de um período de sete anos com 42 implantes de titânio Ha-Ti em 34 pacientes com idades compreendidas entre os 9 e os 18 anos. Foram colocados catorze implantes em alvéolos dentários preparados imediatamente após luxação traumática dos dentes anteriores em 12 pacientes com idades compreendidas entre os 9 e os 18 anos (idade média de 16 anos). Outros 22 pacientes (idade média de 15,5 anos, variando entre 11 e 18 anos) também receberam implantes (N = 28), mas estes foram colocados apenas após a cicatrização dos locais de extração, ou como substitutos de dentes congenitamente ausentes. Os implantes permaneceram in situ durante uma média de 7,7 meses antes da carga. Durante o período de cicatrização, três implantes foram perdidos devido a trauma adicional e um ficou infetado. Os 38 implantes restantes foram osseointegrados e, desde então, têm sido colocados em carga durante cinco a 79 meses, funcionando com sucesso. Não se registou qualquer diferença no sucesso clínico entre os implantes imediatos e retardados. Estas experiências demonstraram que os implantes osseointegrados adequados e versáteis podem constituir um método de tratamento bem sucedido para pacientes jovens, sem danificar os dentes adjacentes.

5. **Smith RA, Vargervik K, Kearns G, Bosch C, Koumjian J. (1993)**[8] avaliaram o sucesso do implante endósseo na condição de displasia ectodérmica hipohidrótica. Foi feita a colocação de um implante endósseo mandibular único num paciente de 5 anos de idade com displasia ectodérmica hipohidrótica e oligodontia. Esta anomalia congénita não parece retardar a cicatrização e a osseointegração mantém-se após 5 anos e meio de carga. Concluíram que os implantes eram o tratamento de eleição nestes doentes e que não tinham qualquer efeito no botão do dente. No entanto, foi necessária a remodelação da prótese devido à submersão do implante.

6. **Oesterle LJ, Cronin RJ Jr, Ranly DM. (1993)**[9] estudaram a relação entre os implantes maxilares e os pacientes em crescimento. Concluíram que o crescimento esquelético e dentário dos maxilares resulta em alterações dramáticas nas três dimensões durante o crescimento ativo. Evidências experimentais e o comportamento de dentes anquilosados sugerem que um objeto osseointegrado permanece estacionário no osso que o rodeia e não se move ou se adapta à remodelação óssea. As alterações de crescimento podem resultar no enterramento ou perda de implantes, dependendo do local de colocação. Assim, os implantes colocados na dentição mista precoce têm um mau prognóstico de utilidade contínua até à puberdade. Quando colocados precocemente, os implantes podem perturbar o crescimento ou ter de ser substituídos. Os implantes colocados durante a puberdade tardia ou no início da idade adulta têm as melhores hipóteses de serem úteis a longo prazo.

7. **Robert J., Cronin, Jr, Larry J. Oesterle, Don M. Ranly (1994)**[10] discutiram a relação entre implantes mandibulares e pacientes em crescimento. A relação dinâmica entre o crescimento anteroposterior e rotacional da mandíbula e as alterações da largura transversal do arco e da altura dentária deve ser compreendida antes da colocação de implantes endósseos em pacientes em crescimento ativo. Os modelos de investigação demonstram que os implantes osseointegrados não possuem o mecanismo de crescimento compensatório da dentição natural. A remodelação associada ao crescimento esquelético na região do local de colocação do implante pode fazer com que o implante não seja

suportado pelo osso ou fique submerso no mesmo. Os implantes colocados depois dos 15 anos nas raparigas e dos 18 anos nos rapazes têm o prognóstico mais previsível. Quando colocados num doente em crescimento, os implantes dentários devem ser monitorizados de perto e cuidadosamente restaurados com próteses de implantes concebidas para acomodar o crescimento e o desenvolvimento.

8. **Vierucci S, Baccetti T, Tollaro 1 (1994)**[11] discutiram os achados dentários e craniofaciais na displasia ectodérmica hipohidrótica durante a fase de dentição primária. O estudo incluiu 5 crianças com DEH, 4 do sexo masculino e 1 do sexo feminino, durante a fase de dentição primária. Os achados dentários clínicos e radiológicos consistiram em múltiplos dentes decíduos congenitamente ausentes, incisivos decíduos conóides, segundos molares decíduos taurodônticos moderados a severos. Também foram encontradas cúspides supranumerárias e diastemas. Foi avaliado um padrão de simetria para a hipodontia na dentição decídua. O estudo cefalométrico comparou a amostra de HED com uma amostra sem síndrome e revelou uma profundidade maxilar anormalmente curta (p < 0,05), uma altura facial inferior fortemente reduzida (p < 0,01) e uma redução na espessura do tecido mole facial (p < 0,05 - p < 0,01) em crianças com HED. A importância de um diagnóstico precoce e tratamento de malformações dento-faciais HED, de modo a melhorar a estética e função é sublinhada.

9. **Thilander B , Odman J, Gröndahl K, Friberg B (1994)**[12] colocaram implantes osseointegrados em adolescentes como uma alternativa para substituir dentes em falta. Em 15 adolescentes (13 anos e 2 meses-19 anos e 4 meses) na fase dentária tardia, foram escolhidos implantes Brånemark (n = 27) para substituir dentes em falta devido a ausência congénita ou trauma. Os pacientes foram seguidos durante pelo menos 3 anos, a intervalos anuais, biometricamente e radiograficamente. Não se registaram perdas de estruturas. Apenas se observou uma perda ligeira de suporte ósseo nas fixações, enquanto as superfícies dentárias adjacentes mostraram alguma perda em alguns casos. A infra-oclusão das restaurações de implantes foi observada em pacientes com crescimento craniofacial residual. Assim, a maturação dentária e esquelética, e não a idade cronológica do paciente, deve ser tida em consideração para evitar a infra-oclusão da coroa de fixação. Além disso, é importante ganhar espaço suficiente para o acessório na direção mesio-distal, para evitar o risco de perda óssea marginal nos dentes que lhe são adjacentes.

10. **Ari Kupietzky, Milton Houpt (1995)**[13] analisaram as caraterísticas da displasia ectodérmica hereditária. A displasia ectodérmica hipohidrótica é uma doença congénita rara que afecta várias estruturas ectodérmicas. A doença é geralmente transmitida como um traço recessivo ligado ao X, em que o gene é transportado pela mulher e se manifesta no homem. As manifestações da doença diferem em gravidade e podem envolver os dentes, a pele, o cabelo, as unhas e as glândulas sudoríparas e sebáceas. A maioria das crianças afectadas necessita de tratamento dentário extensivo para restaurar a sua aparência e ajudar no desenvolvimento de uma autoimagem positiva.

11. **Iseri H, Solow B. (1996)**[14] realizaram um estudo para descrever os padrões médios e individuais de erupção contínua dos incisivos e primeiros molares superiores. A amostra era composta por 14 séries de filmes cefalométricos laterais de raparigas, obtidos

dos arquivos do estudo de implantes de Björk (1968). Todos os indivíduos tinham implantes maxilares posteriores bilaterais e um ou dois implantes maxilares anteriores. A amostra final incluiu 147 radiografias com idades compreendidas entre os 9 e os 25 anos. A média cumulativa de erupção contínua entre os 9 e os 25 anos de idade foi de 6 mm para baixo e 2,5 mm para a frente para os incisivos superiores, e 8 mm para baixo e 3 mm para a frente para os primeiros molares superiores. Isto resultou numa redução média da inclinação do plano oclusal (OLs/IPLs) de 4,5 graus dos 9-16 anos. Sugeriram que, devido à erupção contínua dos dentes naturais, a utilização de implantes osseointegrados com dentes artificiais não deve ser recomendada na infância, adolescência e início da idade adulta, exceto se forem tomadas medidas especiais para uma revisão ou substituição posterior dos dentes artificiais para compensar a falta de erupção contínua desses implantes.

12. **Brugnolo E, Mazzocco C, Cordioli G, Majzoub Z (1996)**[15] inseriram implantes unitários nos segmentos anteriores do maxilar de três pacientes jovens com idades compreendidas entre os 11,5 e os 13 anos. Os pacientes foram monitorizados durante um período de 2,5 a 4,5 anos. Todas as coroas suportadas por implantes acabaram por ficar numa posição de infra-oclusão relativamente aos dentes adjacentes devido ao crescimento vertical contínuo do processo alveolar maxilar. Entre o exame inicial e a data da recolha, a distância entre um ponto de referência fixo localizado no suporte e a crista óssea nas superfícies proximais dos dentes adjacentes aos locais dos implantes aumentou até 3 mm. Também foram observadas alterações transversais no crescimento. Embora a prótese possa ser removida e modificada para compensar as alterações resultantes nos tecidos moles e duros, podem ocorrer complicações, alterando a saúde da unidade mucogengival e o aspeto estético das restaurações suportadas por implantes, e exigindo procedimentos adicionais de correção dos tecidos moles.

13. **Kearns G, Perrott DH, Sharma A, Kaban LB, Vargervik K (1997)**[16] realizaram um estudo para determinar o momento ideal para a colocação e avaliar os resultados a curto e longo prazo de implantes endósseos em fendas alveolares enxertadas com osso. Foram estudados catorze pacientes que foram submetidos a enxerto ósseo de fenda alveolar (ACBG) e fecho de uma fístula oronasal, seguido de restauração do dente incisivo lateral em falta, utilizando implantes endósseos (EI). As fístulas oronasais foram fechadas com retalhos locais, e o alvéolo foi enxertado com medula ilíaca autógena fresca. Os implantes endósseos foram colocados um mínimo de 4 meses após a ACBG. A idade média aquando da ACBG foi de 20,35 anos (intervalo, 12-65 anos), e aquando da colocação do implante foi de 22,2 anos (intervalo, 15-66 anos). Foram colocados 29 implantes em 14 pacientes, 9 fora da região da fenda e 20 em fendas alveolares enxertadas. Dezoito de 20 (90%) implantes nas fendas alveolares enxertadas com osso foram restaurados com sucesso. O seguimento médio após a colocação do implante foi de 39,1 meses (intervalo, 1-54 meses) e após a restauração foi de 28,5 meses (intervalo, 1-47 meses). Concluíram que os implantes endósseos podem ser colocados em fendas alveolares enxertadas com osso.

14. **Escobar V, Epker BN (1998)**[17] estudaram a ocorrência de crescimento ósseo alveolar após a colocação de implantes endósseos mandibulares em duas crianças edêntulas de 7 e 11 anos de idade. Concluíram que o crescimento do osso alveolar ocorreu na

ausência de dentes naturais, o que sugere que o seu crescimento e preservação dependem de factores biomecânicos e não da presença de dentes, como tradicionalmente se pensa.

15. **Guckes AD, Roberts MW, McCarthy GR.(1998)**[18] avaliaram o padrão de dentes permanentes presentes numa amostra auto-selecionada de 17 mulheres e 35 homens com displasia ectodérmica que se apresentaram para tratamento com implantes dentários. A idade média da amostra era de 18,7 anos, com uma variação de idades: 5,9 a 60,9 anos. Nenhum dos elementos da amostra referiu ter efectuado extracções de dentes permanentes antes de se apresentarem para colocação de implantes. Os dentes permanentes com maior probabilidade de estarem presentes, reportados como uma percentagem da amostra de pacientes com esse dente, foram: incisivos centrais superiores (42%), primeiros molares superiores (41%), primeiros molares inferiores (39%), caninos superiores (22%), segundos molares inferiores (17%), segundos pré-molares superiores (15%) e pré-molares inferiores (12%). Comparando a dentição por quadrantes, os dentes anteriores mandibulares (caninos e incisivos) foram os menos prováveis de estarem presentes. A utilização bem sucedida de implantes osseointegrados nas mandíbulas anteriores da maioria destes pacientes sugere que a habilitação da mandíbula com próteses suportadas por implantes dentários é uma opção razoável.

16. **McMillan A.S., Nunn J.H. & Postlethwaite K.R. (1998)**[19] relataram e descreveram a colocação de uma sobredentadura híbrida suportada por implantes numa criança de 8 anos com anodontia mandibular. Foram colocadas duas fixações de implantes nas regiões dos caninos e foram conectados acessórios esféricos para fornecer suporte e retenção para a prótese. Registou-se apenas uma complicação relacionada com o implante durante o primeiro ano de acompanhamento, envolvendo o afrouxamento de um encaixe de bola. Embora os suportes dos implantes tenham sido colocados numa posição "ideal" nas regiões caninas, a influência do crescimento dos tecidos pode afetar a sua localização. Normalmente, observa-se que os implantes, quando colocados em crianças em crescimento, parecem permanecer fixos nas suas posições iniciais e não seguem necessariamente a direção de crescimento dos maxilares. Por conseguinte, à medida que a mandíbula cresce, os implantes podem tornar-se progressivamente mais localizados para a língua. Assim, as fixações podem eventualmente ter de ser "enterradas" e é necessário colocar fixações adicionais em posições mais óptimas, mas é pouco provável que este cenário putativo aconteça em menos de 8-10 anos. Entretanto, a criança terá um serviço muito bom com a prótese suportada por implantes, em vez de ficar em desvantagem dentária com uma prótese completa convencional.

17. **Kearns G, Sharma A, Perott D, Schmidt B, Kaban L, Vargervik K.(1999)**[20] estudaram a viabilidade da colocação de implantes endósseos em crianças e adolescentes com displasia ectodérmica e avaliaram a posição e estabilidade desses implantes durante o crescimento. Foram incluídos pacientes com displasia ectodérmica hereditária com mais de 5 anos de idade. Foi colocado um total de 41 implantes (19 maxilares e 22 mandibulares). O seguimento médio após a colocação do implante foi de 7,8 anos (intervalo, 6-11 anos), e o tempo médio desde a restauração foi de 6 anos (intervalo, 5-10 anos). 40 implantes integraram-se com sucesso e foram restaurados. Não houve evidência de que a colocação de implantes ou a reabilitação protética resultasse numa restrição do crescimento

transversal ou sagital. 1 implante mandibular e 4 implantes maxilares, colocados em crianças parcialmente dentadas de 5 e 7 anos de idade, respetivamente, ficaram submersos devido ao desenvolvimento alveolar adjacente e exigiram a colocação de um pilar mais longo. Este estudo sugeriu que os implantes endósseos podem ser colocados com sucesso e podem fornecer suporte para a restauração protética em pacientes com displasia ectodérmica hereditária. No entanto, o crescimento dentoalveolar vertical resulta na submersão do implante em relação à dentição natural adjacente quando os implantes são colocados adjacentes a dentes permanentes em erupção.

18. **Kohavi D. (1999)**[21] estudou a sequência e o momento do aumento ósseo e da colocação de implantes no paciente adolescente. Colocou implantes em três casos - CASO 1: Colocação de implantes quando foi diagnosticado osso suficiente (rapariga de 16 anos). CASO 2: Colocação de implantes quando a quantidade de osso é duvidosa (rapariga de 16,5 anos). CASO 3: Colocação de implantes que requerem aumento (rapaz de 15,5 anos). Concluiu que, ao considerar o tratamento com implantes em pacientes jovens, o volume ósseo deve ser avaliado cerca de um ano antes da paragem estimada do crescimento. Se o osso for insuficiente para a estabilidade inicial do implante, o tratamento deve começar com a regeneração óssea e continuar com a inserção do implante perto ou aquando da paragem do crescimento. Esta abordagem permite terminar o tratamento numa idade mais precoce e melhora o prognóstico do implante.

19. **Oesterle LJ, Cronin RJ (2000)**[22] analisaram o facto de os implantes unitários serem um método cada vez mais popular para a substituição de dentes unitários. Embora os efeitos do crescimento nos implantes em crianças tenham sido bem documentados, as alterações que ocorrem nos adultos não foram estudadas relativamente aos implantes unitários. Partiu-se do princípio de que os adultos são estáveis e não mudam; no entanto, a investigação dos últimos anos indicou que os adultos mudam de facto com a idade e que ocorre crescimento nos adultos. As alterações nos adultos ocorrem ao longo de décadas e não rapidamente, como se verifica nas crianças. As alterações do envelhecimento são facilmente visíveis nos tecidos moles da face e criam alterações dramáticas. As alterações nos maxilares e nos dentes ocorrem como resultado de um crescimento contínuo e lento, em contraste com os efeitos do envelhecimento observados nos tecidos moles. Estas alterações dentárias podem resultar numa falta de oclusão vertical ou num mau posicionamento dos dentes naturais adjacentes em relação à coroa do implante.

20. **Bonin B, Saffarzadeh A, Picard A, Levy P, Romieux G, Goga D. (2001)**[23] relataram o curso clínico e o acompanhamento de uma criança com displasia ectodérmica que foi tratada com cirurgia de implantes muito cedo. Foram revistas as diferentes possibilidades de restauração protética na criança anodôntica. A tolerância foi excelente, tendo sido alcançado um bom recobrimento do implante aos quatro anos. Os autores propuseram uma cirurgia de reconstrução com implantes precoce para estes casos excepcionais.

21. **Becktor KB, Becktor JP, Keller EE. (2001)**[24] analisaram que a ausência congénita de múltiplos dentes e as cristas alveolares pouco desenvolvidas estão associadas à displasia ectodérmica. É relatado o crescimento e desenvolvimento maxilofacial numa paciente pré-adolescente do sexo feminino com displasia ectodérmica após reabilitação oral

com implantes dentários endósseos maxilares e mandibulares. 4 implantes maxilares e 4 implantes mandibulares foram integrados e restaurados com sucesso aos 8 anos de idade. A análise do crescimento 12 anos mais tarde revelou que os implantes acompanharam a deslocação do crescimento maxilar e mandibular. Foi observada uma pequena impactação dos implantes maxilares e os implantes mandibulares foram afectados pela rotação do crescimento mandibular, o que levou a uma alteração da inclinação do implante.

22. **Bergendal B (2001)[25]** descreveu a habilitação oral, durante um período de 20 anos, de um jovem paciente com displasia ectodérmica hipohidrótica e agenesia de 15 dentes permanentes. O tratamento protético, que ocorreu em diferentes idades, incluiu várias modalidades de tratamento: próteses parciais fixas onlay retidas em compósito, uma prótese parcial removível, próteses parciais fixas dentárias e implanto-suportadas e terapia com coroas laminadas. O paciente ficou satisfeito do ponto de vista funcional e psicossocial. Concluiu que o tratamento protético extensivo em indivíduos em crescimento deve ser realizado preferencialmente com uma abordagem de equipa multidisciplinar.

23. **Guckes AD, Scurria MS, King TS, Mc Carthy GR, Brahmin JS (2002)[26]** realizaram um ensaio clínico para avaliar a sobrevivência de implantes colocados em indivíduos com uma forma de displasia ectodérmica e hipodontia grave. Foram colocados 264 implantes dentários endósteos de titânio em 51 indivíduos, com idades compreendidas entre os 8 e os 68 anos (idade média de 20,5 anos, idade média de 16,5 anos) na mandíbula anterior e 21 anos na maxila anterior. Foram colocadas próteses fixas-destacáveis ou sobredentaduras com clipe de barra. Dos 243 implantes colocados na mandíbula anterior, 221 (91%) sobreviveram. Dos 21 implantes colocados na maxila anterior, 16 (76%) sobreviveram. Catorze dos 51 (27%) indivíduos tiveram um implante falhado. Dentro das limitações deste estudo, os seus resultados apoiam a utilização contínua de implantes dentários endósteos nesta população de doentes, com as devidas precauções na maxila.

24. **Prachar P, Vanek J. (2003)[27]** apresentaram os resultados de um estudo de 5 anos sobre a utilização de implantes cilíndricos ou de parafuso em adolescentes com idades compreendidas entre os 15 e os 19 anos. Foi colocado um total de 191 implantes dentários em 135 pacientes. Quando necessário, foi utilizado um aumento com o biomaterial Bio-Oss. A taxa de sucesso clínico foi avaliada através de critérios selecionados, ou seja, o sexo do paciente, o tipo de implante, a causa do defeito dentário (lesão, retenção dentária, hipodontia de desenvolvimento, perda dentária devido a inflamação ou extração) e o tipo de reconstrução protética suportada pelo implante. Independentemente do critério utilizado, a taxa de sucesso foi sempre superior a 96% durante os cinco anos do estudo.

25. **Op Heij DG, Opdebeeck H, Van Steenberghe D, Quirynen M. (2003)[28]** realizaram experiências para estudar a idade como um fator comprometedor para a inserção de implantes. Afirmou que a osseointegração de implantes numa criança em crescimento não está ao nível da erupção espontânea e contínua da dentição natural. Um implante deste tipo tem tendência para perturbar o desenvolvimento normal dos ossos maxilares. O desenvolvimento do maxilar na vizinhança imediata dos implantes é retardado, levando a

uma situação inestética e não funcional. O resultado é a perda de contacto oclusal e complicações periodontais, tais como defeitos ósseos angulares à volta do dente adjacente. Atrasar a colocação de implantes pode, por vezes, impossibilitar as opções de tratamento, uma vez que a reabsorção após a perda de dentes pode levar a um volume de osso insuficiente para a colocação de implantes.

26. **Sweeney IP, Ferguson JW, Heggie AA, Lucas JO. (2005)**[29] avaliaram a sobrevivência de implantes dentários em pacientes com displasia ectodérmica (DE). Foram colocados 61 implantes (43 na mandíbula anterior, 3 na mandíbula posterior e 15 na maxila anterior) em 14 pacientes. Os pacientes com idades compreendidas entre os 17,9 e os 20 anos (média = 18,9 anos) receberam implantes maxilares e os pacientes com idades compreendidas entre os 12,2 e os 21,11 anos (média = 17,5 anos) receberam implantes mandibulares. Um seguimento médio de

3,4 anos foi efectuado. 54 implantes foram integrados e restaurados com sucesso. 3 implantes na maxila anterior e 4 na mandíbula anterior falharam. Os seus resultados apoiam a utilização contínua de implantes dentários endósseos neste grupo de pacientes com base em resultados clínicos óptimos.

27. **Para os pacientes dentários, a American Dental Association Division Of Communications, em cooperação com a JADA (2005)**[30] , fornece informações gerais sobre o tratamento dentário aos pacientes dentários.

28. **Brahim JS (2005)**[31] abordou o tema dos implantes dentários em crianças. De acordo com o autor, algumas crianças e adolescentes têm anodontia, anodontia parcial, falta de dentes congénita e perda de dentes como resultado de trauma, e podem beneficiar da colocação precoce de implantes dentários. Os médicos devem compreender os potenciais riscos envolvidos na colocação de implantes em maxilares que ainda estão a crescer e a desenvolver-se e considerar o efeito que os implantes têm no crescimento craniofacial. Os implantes podem atuar como dentes anquilóticos e não se moverem em conjunto com as estruturas circundantes, o que produz uma infra-oclusão que leva a dificuldades com as próteses. Os doentes jovens podem necessitar de anestesia geral para o procedimento e pode haver uma cooperação limitada na manutenção de uma boa higiene oral.

29. **Ersoy Ahmet Ersan, Ellialti Demet Bendik, Dogan Necdet (2006)**[32] investigaram a aplicação de restaurações protéticas suportadas por implantes, utilizando 2 implantes que suportam uma prótese fixa durante o crescimento físico e o período de desenvolvimento de suínos em crescimento. O estudo foi realizado em 6 suínos machos de quinta (1 como controlo). O efeito dos 2 implantes endósseos do tipo parafuso inseridos na área dos pré-molares nas arcadas mandibulares esquerdas de 5 porcos de quinta sobre a mandíbula foi investigado durante um período de crescimento de 3,5 a 8 meses utilizando radiografias cefalométricas. O estudo sugeriu que os implantes apresentavam elevação alveolar por crescimento ósseo, mas não conseguiam acompanhar o ritmo das erupções dos dentes naturais e o crescimento ósseo na região. Concluiu-se que, embora o desenvolvimento sagital e transversal da região óssea vizinha seja maior do que o da região implantada, a diferença nesse crescimento pode ser tolerada por meio de correções ou modificações das superestruturas implanto-suportadas.

30. **Heij DG, Opdebeeck H, van Steenberghe D, Kokich VG, Belser U, Quirynen M. (2006)**[33] analisaram e discutiram o desenvolvimento facial, a erupção contínua dos dentes e a deriva mesial como factores comprometedores para a colocação de implantes. A substituição de dentes perdidos por crianças devido a traumatismos pode ser uma indicação importante para a terapia precoce com implantes. Os implantes dentários osteointegrados, tal como os dentes anquilosados, alteram a sua posição à medida que ocorrem alterações relacionadas com o crescimento dos maxilares (deslocação, remodelação, desvio mesial). O crescimento facial da criança e mesmo do adolescente, bem como a erupção contínua dos dentes anteriores adjacentes, criam um risco significativo de um resultado estético e/ou funcional menos favorável. Para pacientes com um perfil facial normal, a colocação de um implante deve ser adiada até o crescimento estar completo. Para os pacientes com um tipo de rosto curto ou comprido, o crescimento adicional, especialmente a erupção contínua dos dentes adjacentes, cria um risco sério mesmo após os 20 anos de idade.

31. **Alcan T, Basa S, Kargul B (2006)**[34] analisaram o padrão de crescimento num paciente de 4 anos de idade com displasia ectodérmica tratado com implantes endósseos mandibulares. Foi efectuado um acompanhamento durante 6,3 anos após a colocação da carga. Verificou-se que o padrão de crescimento vertical mudou para um ângulo baixo devido à falta de crescimento alveolar ao longo do tempo. Os implantes foram corrigidos através da alteração das alturas verticais do pilar e da prótese. Concluíram que a colocação precoce de implantes e próteses fixas pode ser uma boa opção de tratamento para pacientes com Displasia Ectodérmica.

32. **Kramer FJ, Baethge C, Tschernitschek H. (2007)**[35] relataram o caso de um rapaz com displasia ectodérmica que apresentava uma hipodontia grave e que foi tratado com implantes inseridos na mandíbula anterior aos 8 anos de idade. Os implantes foram carregados funcionalmente e resultaram numa elevada satisfação do paciente. Os autores recomendam a inserção precoce de implantes dentários em crianças com hipodontia grave. O local de inserção mais adequado parece ser a mandíbula anterior, no entanto, as inserções na maxila devem ser evitadas ou, pelo menos, não devem atravessar a linha média.

33. **Fudalej P, Kokich VG, Leroux B.(2007)**[36] efectuaram um estudo para determinar e quantificar a quantidade de crescimento vertical do esqueleto facial e a quantidade de erupção dos incisivos centrais e dos primeiros molares superiores após a puberdade para facilitar a colocação de implantes unitários. Foram avaliados dois ou três cefalogramas laterais tirados no pré-tratamento, pós-tratamento e 10 anos pós-retenção de 142 homens e 159 mulheres. Foram utilizados modelos de regressão linear para determinar as alterações nos parâmetros com o aumento da idade. Os resultados indicaram que (1) o crescimento do esqueleto facial continua após a puberdade; (2) existe uma diferença na quantidade de crescimento entre os sexos durante a segunda década de vida e, após os 20 anos, a diferença entre os sexos diminui substancialmente; e (3) a taxa de erupção dos incisivos centrais superiores no sexo feminino parece ser maior do que no sexo masculino. Assim, concluíram que o crescimento do esqueleto facial continua após a puberdade, mas a quantidade de crescimento diminui de forma constante e, após a segunda década de vida, parece ser clinicamente insignificante.

34. **Stanford CM, Guckes A, Fete M, Srun S, Richter MK. (2008)**[37] avaliaram os resultados específicos e a satisfação dos pacientes com a utilização de implantes dentários numa população afetada por displasia ectodérmica. Os dados baseados nos pacientes foram recolhidos utilizando um instrumento de inquérito auto-relatado enviado a pacientes pertencentes a uma fundação privada de pacientes e/ou tratados anteriormente numa clínica governamental. O instrumento de inquérito foi enviado por correio a 253 indivíduos afectados que declararam ter várias formas de displasia ectodérmica. Obteve-se um total de 109 respostas (43% de taxa de resposta). A duração após a conclusão da terapia com implantes variou de 1 a 23 anos. Dos 109 participantes, 50% relataram uma complicação do implante ou da prótese com o tratamento com implantes, e 24% relataram alguma forma de fracasso com a terapia com implantes. No entanto, 91% dos participantes referiram estar satisfeitos ou muito satisfeitos com os implantes dentários, e 95% referiram que o tratamento valeu o tempo e o custo. Os indivíduos afectados que receberam terapia de substituição de dentes com implantes dentários relataram satisfação com o resultado. Foi registado um nível mais elevado de complicações, incluindo infeção, problemas mecânicos e perda de implantes, em comparação com a população não afetada.

35. **Bergendal B, Ekman A, Nilsson P. (2008)**[38] fizeram um levantamento do tratamento com implantes dentários em crianças até aos 16 anos de idade na Suécia entre 1985 e 2005, com especial referência a crianças pequenas com displasia ectodérmica e anodontia no maxilar inferior. 6 dos 30 centros especializados (20%) na Suécia tinham tratado 26 crianças com implantes dentários entre 1985 e 2005. 21 pacientes tinham recebido 33 implantes para substituir dentes em falta devido a agenesia não sindrómica ou traumatismo aos 14 ou 15 anos; 2 (6,1%) destes implantes foram perdidos. 5 crianças com ED receberam 14 implantes entre os 5 e os 12 anos de idade; 9 (64,3%) destes implantes perderam-se antes da carga. Concluíram que a colocação de implantes dentários tem sido uma modalidade de tratamento raramente utilizada em crianças suecas com menos de 16 anos de idade nos últimos 20 anos. A taxa de insucesso em crianças tratadas devido a agenesia dentária foi apenas ligeiramente superior à relatada para indivíduos adultos, enquanto que em crianças pequenas com ED e anodontia na mandíbula, a taxa de insucesso foi muito elevada. O tamanho pequeno da mandíbula e as condições pré-operatórias, mais do que a DE em si, foram considerados os principais factores de risco.

36. **Mavrogenis AF, Dimitriou R, Parvizi J, Babis GC (2009)**[39] analisaram o conceito de biologia da osteointegração. A osseointegração refere-se a uma ligação estrutural e funcional direta entre o osso vivo e ordenado e a superfície de um implante de suporte de carga. Considera-se que um implante está osseointegrado quando não existe movimento relativo progressivo entre o implante e o osso com o qual tem contacto direto. Um contacto ósseo direto, tal como observado histologicamente, pode ser indicativo da ausência de uma resposta biológica local ou sistémica a essa superfície. Por conseguinte, propõe-se que a osteointegração não seja o resultado de uma resposta biológica vantajosa dos tecidos, mas antes a ausência de uma resposta negativa dos tecidos.

37. **William A. Pena, Karin Vargervik, Arun Sharma, Snehlata Oberoi (2009)**[40] discutiram o papel dos implantes endósseos no tratamento de fendas alveolares. Em

indivíduos com fissura labiopalatina, existe uma elevada prevalência de hipodontia, particularmente do incisivo lateral maxilar no lado da fissura. O espaço edêntulo em pacientes com uma fenda alveolar reparada era tradicionalmente tratado com uma prótese parcial fixa ou removível, mas esta abordagem não é a ideal. Reviram a literatura dentária sobre o tratamento ortopédico infantil, o momento do enxerto ósseo alveolar, o momento da colocação de implantes e o tipo de implantes utilizados em indivíduos com fendas alveolares reparadas. Parece haver um consenso de que o momento ideal para o enxerto ósseo alveolar secundário inicial é entre os 8 e os 11 anos de idade. Os implantes não podem ser colocados tão cedo, mas devem ser colocados no prazo de 6 meses após o enxerto ósseo de aumento para evitar a reabsorção da área enxertada. Os implantes mais compridos - aqueles com pelo menos 13 mm de comprimento - têm, alegadamente, uma taxa de sobrevivência mais elevada em comparação com os implantes mais curtos. Outros parâmetros dos implantes, como as caraterísticas da superfície e o diâmetro, não parecem influenciar significativamente a longevidade a longo prazo dos implantes colocados em fendas alveolares enxertadas.

38. **Fotso, J.Hugentobler, M.Kiliaridis, S., Richter M (2009)**[41] descreveram a doença da displasia ectodérmica e a reabilitação com implantes precoces através de dois relatos de casos. Dois pacientes, um irmão e uma irmã, com 14 e 15 anos de idade, respetivamente, apresentavam DAE, hipodontia maxilar e anodontia mandibular. Eles se beneficiaram de um tratamento cirúrgico ortodôntico seguido de tratamento protético. Foi projectada uma prótese removível sobre implantes mandibulares para o rapaz aos 14 anos, que foi posteriormente substituída por uma prótese fixa sobre implantes. Os incisivos superiores laterais foram deslocados ortodonticamente para a posição de caninos, tendo sido depois efectuado enxerto ósseo autólogo para a colocação de seis implantes. A mesma técnica de enxerto ósseo foi utilizada para a irmã para a colocação de quatro implantes maxilares. O acompanhamento após a colocação dos implantes foi de 7 e 4 anos, respetivamente. No último acompanhamento, os resultados eram estáveis, funcionais e estéticos.

39. **Kruthika S Guttal , Venkatesh G Naikmasur , Puneet Bhargava e Renuka J Bathi (2010)**[42] avaliaram a frequência de anomalias dentárias de desenvolvimento na população indiana. Dos 20 182 pacientes examinados, 350 apresentavam anomalias dentárias. Desses, 57,43% das anomalias ocorreram em pacientes do sexo masculino e 42,57% no sexo feminino. A hiperdontia, a dilaceração radicular, as laterais em forma de cavilha (microdontia) e a hipodontia foram mais frequentes em comparação com outras anomalias dentárias de tamanho e forma.

40. **Bernt Andersson, Sibel Bergenblock, Björn Fürst, Torsten Jemt (2011)**[43] realizaram um estudo para relatar a frequência e severidade da infraposição de implantes na aplicação anterior de um único implante após 17 a 19 anos em função. O estudo incluiu 57 pacientes que receberam 65 restaurações unitárias CeraOne™ (Nobel Biocare AB, Gotemburgo, Suécia) entre 1989 e 1991. Os seus resultados mostraram que 47 pacientes compareceram para o exame final após uma média de 18 anos (82%). Dois implantes falharam (taxas de sobrevivência cumulativa de 18 anos [CSR] - 96,8%) e oito restaurações originais de coroa única foram substituídas (CSR 83,8%). Três das coroas substituídas foram substituídas devido à infraposição das coroas. Cerca de 40% dos pacientes apresentavam sinais de infraposição, semelhantes nos grupos etários mais jovens e

mais velhos, mas mais frequentemente observados em pacientes do sexo feminino no final do estudo. Concluíram que as restaurações de implante único no maxilar superior anterior podem apresentar pequenos graus de infraposição numa perspetiva de longo prazo.

41. **Prasad Anupama, Prasad Krishna (2012)**[44] analisaram os efeitos da colocação de implantes em adultos em crescimento no desenvolvimento craniofacial. Segundo eles, para evitar a interrupção do crescimento maxilar, deve evitar-se, tanto quanto possível, a colocação de próteses rígidas que atravessem a sutura palatina média. Seria sensato utilizar mini-implantes e implantes provisórios, que permitem a reparação e a substituição quando a criança tiver completado o crescimento e também protegeriam a autoestima e a socialização do paciente na fase de crescimento intercalar, fornecendo uma prótese fixa que poderia ser utilizada com o mínimo de complicações e o máximo de conforto. A cirurgia ortognática e a colocação de próteses permanentes podem ser adiadas até que o desenvolvimento craniofacial esteja concluído e o paciente tenha atingido a maturidade e o crescimento esteja estabilizado, o que acontece aproximadamente entre os 16 e os 18 anos nas raparigas e entre os 18 e os 25 anos nos rapazes. Durante o fabrico de sobredentaduras em pacientes com displasia ectodérmica, é necessário verificar se existe uma distribuição uniforme das cargas oclusais e uma cobertura máxima da área de superfície disponível do alvéolo, de modo a que os pacientes tenham uma retenção máxima e um desconforto mínimo.

42. **Nidhi Agarwal, Brinda S. Godhi, Priya Verma (2012)**[45] analisaram o dilema de quando e onde seria possível colocar implantes numa criança em crescimento. Existem muitas doenças, como a displasia ectodérmica ou a oligodontia, que levam à anodontia completa ou parcial em crianças pequenas. As lesões traumáticas resultam normalmente na perda de um ou mais dentes nas crianças. Esses casos são geralmente reabilitados com próteses removíveis que têm de ser refabricadas de tempos a tempos para incorporar alterações devidas ao crescimento. Assim, seria desejável restaurar a dentição por meio de implantes em crianças em crescimento. Para este efeito, é importante que o clínico compreenda a quantidade e a direção do crescimento iminente numa criança pequena e a forma como este irá influenciar a posição final do implante colocado na arcada.

43. **Simone Heuberer, Gabriella Dvorak, Georg Watzek (2012)**[46] avaliaram um conceito de tratamento estável para a reabilitação oral de crianças com oligodontia grave. O tratamento destinava-se a resolver um problema específico causado por um crescimento esquelético limitado, falta de múltiplos dentes congénitos, volume ósseo subdesenvolvido e idade jovem. Foi escolhida uma abordagem cirúrgica/prostodôntica para 6 pacientes com edentulismo subtotal, apesar da sua idade jovem. Para suportar as próteses removíveis, a maxila foi tratada com onplants, enquanto que na mandíbula foram colocados implantes dentários rootform. Foram colocados 8 onplants no palato duro de 4 pacientes para reabilitar o maxilar e 8 implantes dentários rootform foram colocados interforaminalmente em 3 pacientes para reabilitar a mandíbula. Embora nenhum dos implantes rootform tenha sido perdido, 1 implante onplant foi perdido e substituído com um resultado estável. O tempo médio de seguimento dos onplants foi de 5 ($^+\_1$) anos vs. 3 ($^+\_2$) anos para os implantes rootform. A avaliação mostrou que o conceito de tratamento descrito assegura uma reabilitação oral estável e a recuperação do sistema estomatognático

mesmo durante o período de crescimento juvenil.

44. Mishra SK, Chowdhary N, Chowdhary R (2013)[47] analisaram e discutiram a utilização de implantes dentários em pacientes com crescimento normal e em pacientes com displasia ectodérmica e a influência do crescimento esquelético e dentário maxilar e mandibular na estabilidade desses implantes. A substituição de dentes por implantes é normalmente limitada a pacientes com crescimento craniofacial completo. Recomendaram que, ao decidir o momento ideal para a inserção de implantes, se tenha em conta o estado do crescimento esquelético, o grau de hipodontia e a extensão do stress psicológico relacionado, para além do estado da dentição existente e da colaboração dentária de um doente pediátrico.

45. Simone Heuberer , Gabriella Dvorak , Christine Mayer, Georg Watzek e Werner Zechner (2014)[48] avaliaram clínica e radiograficamente o tratamento com implantes dentários em adolescentes com oligodontia extensa. Foram incluídos pacientes com mais de nove dentes permanentes congenitamente ausentes e tratamento com implantes antes dos 16 anos de idade. O acompanhamento clínico envolveu sangramento à sondagem, índice de placa e valor de sondagem peri-implantar. O nível ósseo peri-implantar foi analisado em radiografias panorâmicas no momento do tratamento com implantes e no acompanhamento. Este estudo envolveu 18 pacientes (nove homens e nove mulheres) com 71 implantes dentários. O pré-molar inferior esquerdo estava predominantemente ausente. A idade média na altura do tratamento com implantes dentários era de 12,5 (±2,6) anos. O valor de sangramento à sondagem foi negativo em 44%. A profundidade média da bolsa foi de 3,6 (±1,1) mm. O nível ósseo peri-implantar correlacionou-se de forma significativamente negativa com a idade na altura da colocação do implante (r = -0,346, P = 0,004). A região de hábitos dos implantes não teve influência no nível ósseo peri-implantar. O tratamento com implantes dentários em adolescentes resultou numa taxa de sobrevivência de 89% (63/71) e um tempo médio de carga de 11,0 (±4,1) anos. As coroas de implantes a serem renovadas resultaram em 54% (9 de 18 pacientes, 38 de 71 coroas) após um período de 7,8 ± 4,5 anos. O estudo apoiou o tratamento com implantes dentários em adolescentes maduros com oligodontia extensa.

46. Cecil Williams, Manish Kumar, Manas Bajpai, Deshant Agarwal, Anuj Lavania (2014)[49] analisaram a literatura relativa ao tratamento protético da DE e a revisão inclui considerações sobre a gestão do paciente e o momento do tratamento. A displasia ectodérmica (DE) é uma síndrome congénita caracterizada pela falha no desenvolvimento de duas ou mais estruturas ectodérmicas e dos seus apêndices acessórios. A DE é normalmente uma condição difícil de tratar com prótese dentária devido às deficiências orais típicas e porque os indivíduos afectados são bastante jovens quando são avaliados para tratamento. É importante que estes indivíduos recebam tratamento dentário numa idade precoce por razões fisiológicas e psicossociais. Os pacientes com esta doença necessitam frequentemente de uma abordagem multidisciplinar ao planeamento do tratamento e ao tratamento dentário para recuperar a função, a estética e o conforto adequados. O plano de tratamento definitivo pode incluir próteses removíveis, fixas ou implanto-suportadas ou uma combinação destas opções.

CONTEÚDO DO DEBATE

- Historial de implantes dentários
- Implantologia oral: definição e classificação dos implantes
- Revisão geral sobre implantes
- Implantes dentários em adolescentes
- Riscos e benefícios da colocação precoce de implantes
- Visão geral do crescimento e desenvolvimento
- Comportamento e novas opções de implante
- Crescimento da maxila e o seu efeito na colocação de implantes
- Crescimento mandibular e o seu efeito na colocação de implantes
- Displasia ectodérmica
- Sugestões para a colocação de implantes em pacientes não afectados
- Recomendação para a colocação de implantes
- Por quadrante
- De acordo com o comprimento da extensão edêntula

História dos implantes dentários

Foi demonstrado que a civilização Maia utilizou os primeiros exemplos conhecidos de implantes dentários, implantes endósseos (implantes embutidos no osso), que remontam a mais de 1350 anos antes de Per Brånemark ter começado a trabalhar com titânio para implantes dentários.

Em 1952, o cirurgião ortopédico sueco P. I. Brånemark estava interessado em estudar a cicatrização e a regeneração óssea e adoptou a "câmara de orelha de coelho" concebida por Cambridge para ser utilizada no fémur de coelhos. Após vários meses de estudo, tentou retirar estas dispendiosas câmaras dos coelhos e descobriu que não as conseguia remover.

Per Brånemark observou que o osso tinha crescido numa proximidade tão grande com o titânio que aderiu efetivamente ao metal. Brånemark realizou muitos outros estudos sobre este fenómeno, utilizando animais e seres humanos, que confirmaram esta propriedade única do titânio e o seu potencial único para implantes dentários.

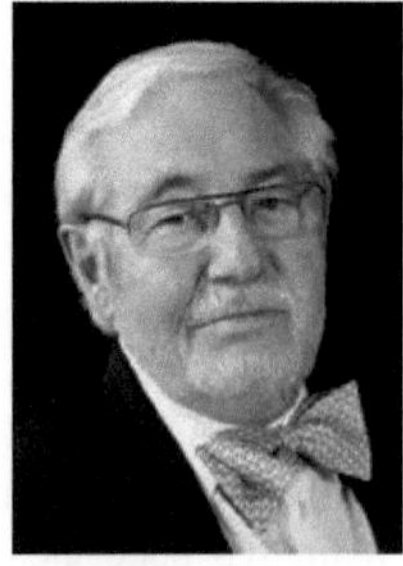

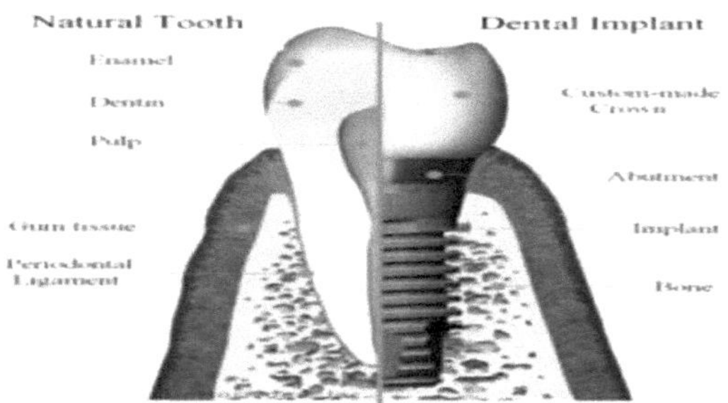

Apesar de ter inicialmente considerado que o primeiro trabalho deveria centrar-se na cirurgia do joelho e da anca, Brånemark acabou por decidir que a boca era mais acessível para observações clínicas contínuas e que a elevada taxa de edentulismo na população em geral oferecia mais temas para um estudo alargado. Chamou "osseointegração" à aderência do osso ao titânio observada clinicamente. Em 1965, Brånemark, que na altura era Professor de Anatomia na Universidade de Gotemburgo, na Suécia, colocou o primeiro implante dentário de titânio num voluntário humano, um sueco chamado Gösta Larrson. Até à data, foram colocados mais de 7 milhões de implantes Brånemark System e centenas de outras empresas produzem implantes dentários.

IMPLANTOLOGIA ORAL

A implantologia oral (dentisteria de implantes) é a ciência e a disciplina que se ocupa do diagnóstico, conceção, inserção, restauração e/ou gestão de estruturas orais aloplásticas ou autógenas para restaurar a perda de contorno, conforto, função, estética, fala e saúde do paciente parcial ou completamente desdentado. O prefix allo significa "outro"; assim, os aloenxertos são uma categoria de materiais que não são obtidos diretamente do doente. Alogénico descreve materiais que têm um componente orgânico e inclui osso ou tecido mole obtido de animais ou cadáveres. Um material aloplástico é um biomaterial sintético relativamente inerte. Um implante oral ou dentário é um biomaterial biológico ou aloplástico inserido cirurgicamente nos tecidos moles ou duros da boca para fins funcionais ou cosméticos.

As categorias de implantes orais são :

1. Implantes endósseos : Um dispositivo que é colocado no osso alveolar e/ou no osso basal da mandíbula ou do maxilar e que transecta apenas uma placa cortical
2. Implantes framelares subperiosteais : Colocados diretamente sob o periósteo, sobrepondo-se ao córtex ósseo
3. Implantes transmandibulares / transosteais: combinam os componentes subperiosteal e endosteal e penetram em ambas as placas corticais
4. Implantes intramucosos : Inseridos na mucosa oral. A mucosa é utilizada como local de fixação para os insertos metálicos

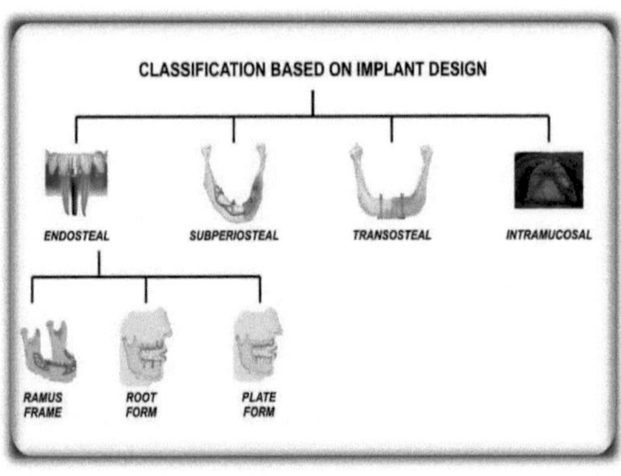

CLASSIFICATION BASED ON IMPLANT DESIGN
ENDOSTEAL
SUBPERIOSTEAL
TRANSOSTEAL
INTRAMUCOSAL
RAMUS FRAME
ROOT FORM
PLATE FORM

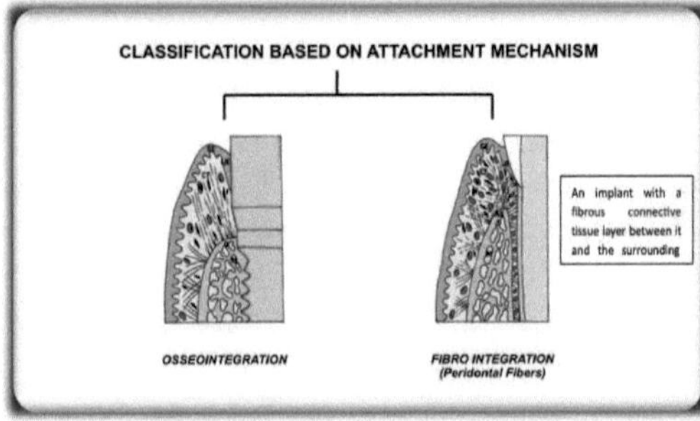

CLASSIFICATION BASED ON ATTACHMENT MECHANISM
An implant with a fibrous connective tissue layer between it and the surrounding
OSSEOINTEGRATION
FIBRO INTEGRATION
(Peridontal Fibers)

O PROCESSO DE IMPLANTAÇÃO

O tratamento consiste geralmente num processo em três partes que dura vários meses.

1. Em primeiro lugar, o implante é colocado cirurgicamente no maxilar, com o aspeto superior do implante ligeiramente acima do topo do osso. É introduzido um parafuso no implante para evitar a entrada de tecido gengival e outros detritos.

A gengiva é então fixada sobre o implante. O implante permanecerá coberto durante cerca de três a seis meses, enquanto se integra no osso.

2. O implante é exposto e uma extensão, designada por pilar, é fixada ao implante. O tecido gengival é deixado a cicatrizar à volta do pilar. Alguns implantes podem exigir um segundo procedimento cirúrgico no qual é fixado um pilar para ligar os dentes de substituição. Noutros implantes, o implante e o pilar são uma única unidade colocada na boca durante a cirurgia inicial. Uma vez cicatrizados, o implante e o pilar podem servir de base para o novo dente.

3. No terceiro e último passo, é fabricada uma coroa, que é fixada ao pilar do implante.

VANTAGENS

A utilização de implantes dentários para fornecer suporte a próteses oferece uma multiplicidade de vantagens em comparação com a utilização de restaurações removíveis suportadas por tecidos moles:

1. Osso mantido
2. Dentes posicionados para estética
3. Manutenção da dimensão vertical
4. Oclusão correta
5. Cargas oclusais diretas
6. Melhoria das taxas de sucesso
7. Aumento da força oclusal
8. Melhoria do desempenho mastigatório
9. Maior estabilidade e retenção
10. Fonética melhorada
11. Melhoria da propriocepção
12. Elimina a necessidade de envolver os dentes adjacentes
13. Melhoria da saúde psicológica

DESVANTAGENS

1. É necessário um procedimento cirúrgico para a colocação do implante e um período de cicatrização antes de a prótese poder ser concluída.

2. Os procedimentos de implantes dentários podem implicar um aumento do custo em comparação com a medicina dentária convencional.

3. Podem ocorrer fracturas mecânicas de acessórios, pontes, parafusos de fixação de

pontes ou parafusos de pilares e afrouxamento de parafusos. As ocorrências registadas são inferiores a 5% dos pacientes. O traumatismo da boca ou dos maxilares ou a concentração de tensão da ponte podem resultar em falhas mecânicas e complicações.

4. A fratura da porcelana de coroas e pontes sobre implantes é muito mais frequente do que em dentes naturais devido à falta de absorção de choques entre os implantes e o osso.

OSSEOINTEGRAÇÃO

Os implantes dentários fixam-se ao osso através de um processo de anquilose funcional. A osseointegração ocorre quando a camada de óxido da superfície exterior do implante dentário está em contacto direto com o tecido ósseo do osso sem uma camada intermédia de tecido conjuntivo. O sucesso clínico dos implantes dentários depende do processo de osteointegração, em que o osso se fixa à superfície do implante dentário.

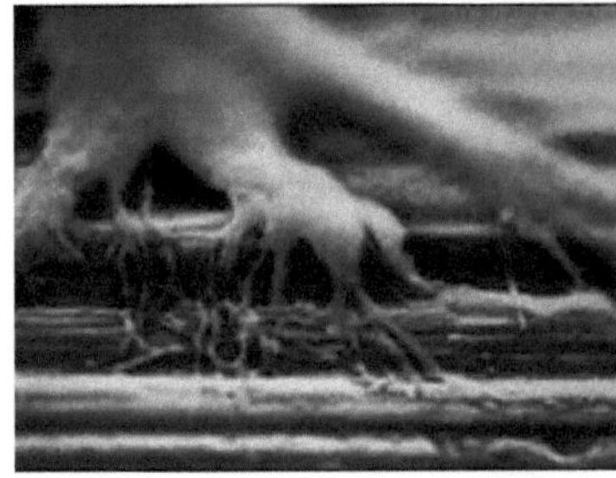

Micrografia eletrónica de varrimento mostrando uma célula óssea que se fixa ao titânio

Embora a osseointegração seja essencial para a sobrevivência de um implante dentário, a osseointegração resulta numa condição semelhante à dos dentes anquilosados. A natureza anquilótica dos implantes dentários foi observada pela primeira vez em maxilares de porcos em crescimento. Odman e colaboradores foram os primeiros a estudar o efeito dos implantes dentários osseointegrados no desenvolvimento vertical dento-alveolar. Evidências clínicas e radiográficas demonstraram que os implantes dentários não se comportam como dentes em erupção normal durante o desenvolvimento da dentição e do osso alveolar de suporte. Verificou-se que os implantes dentários não erupcionam de forma semelhante aos dentes adjacentes, mas "submergem" no osso enquanto os dentes adjacentes continuam a erupcionar; este comportamento é semelhante ao de um dente anquilosado. hilander e os seus co-investigadores estudaram este tópico mais aprofundadamente, colocando quatro implantes dentários em cada região da maxila e da mandíbula, e centraram as suas observações nos efeitos horizontais dos implantes dentários durante o crescimento. Verificaram que os implantes dentários osseointegrados não se deslocam secundariamente na dimensão sagital e transversal e não actuam como dentes em erupção normais. À medida que os maxilares crescem no sentido transversal nas áreas dos molares e pré-molares por aposição óssea vestibular e remodelação e reabsorção lingual, os implantes dentários parecem ser deslocados lingualmente devido à translocação progressiva do osso do alvéolo no sentido vestibular. Nesta situação, o osso é adicionado ao lado vestibular e reabsorvido a partir do lado lingual do implante dentário estacionário. À medida que os dentes adjacentes erupcionam oclusal e bucalmente, parece que o implante dentário está a mover-se lingualmente e a submergir em relação aos dentes adjacentes. Durante os períodos de crescimento acelerado, os implantes dentários correm o risco de falhar devido à translocação relativa do osso para vestibular e à reabsorção do lado lingual do osso. Devido a este processo fisiológico, foi feita uma recomendação no sentido de se evitar a colocação de implantes dentários na região vestibular de crianças pequenas. No entanto, os implantes dentários colocados anteriormente ao canino da maxila apresentam um menor risco de insucesso devido ao facto de a maior parte do aumento da dimensão transversal ocorrer na sutura intermaxilar, não afectando assim o implante dentário colocado no alvéolo da porção anterior da maxila. Em resumo, os implantes dentários osseointegrados, quando colocados nos maxilares em crescimento, não mudam de posição enquanto os dentes adjacentes se movem vertical ou lateralmente, o que é consistente com o desenvolvimento do processo alveolar. A alguma distância dos implantes dentários, o alvéolo desenvolve-se normalmente; no entanto, na proximidade imediata do implante dentário, o desenvolvimento do processo alveolar pode ser afetado negativamente. O efeito global da colocação de implantes dentários é a perda de contacto oclusal e o desenvolvimento de defeitos ósseos angulares à volta dos dentes adjacentes.

IMPLANTES DENTÁRIOS EM ADOLESCENTES

Em 1938, Brodie et al escreveram: "Parece haver uma correlação definitiva entre o sucesso do tratamento e o crescimento".

O sucesso a longo prazo dos implantes orais em casos parcialmente edêntulos tem sido a base para outros clínicos alargarem a utilização de implantes a pacientes mais jovens nos quais faltam dentes devido a agenesia e/ou traumatismo. A anodontia, primária ou adquirida, cria ocasionalmente a oportunidade para a utilização de implantes dentários.

As próteses removíveis sempre foram uma opção em crianças com bocas parcialmente edêntulas. Não só não são aceites pelos pacientes mais jovens, como podem levar a um aumento da taxa de cáries, aumento da reabsorção alveolar residual e outras complicações periodontais. Uma vez que as próteses removíveis e as pontes de condicionamento ácido são desconfortáveis e incómodas, os pacientes jovens e os seus pais insistem frequentemente em reduzir o tempo de espera e colocar implantes o mais rapidamente possível.

Além disso, o risco de reabsorção óssea alveolar contínua após a extração dentária encoraja o clínico a avançar imediatamente com os implantes orais. Na ausência de dentes maxilares, os rebordos alveolares não se desenvolverão e a maxila permanecerá subdesenvolvida, tanto sagital como verticalmente. Em contrapartida, o crescimento mandibular não depende da presença de dentes. Portanto, na presença de hipodontia ou anodontia, a relação entre os dois maxilares tenderá a ser desproporcional com o desenvolvimento da classe III, à medida que o crescimento continua durante o período normal de crescimento. Além disso, os factores fisiológicos e psicológicos aumentam a pressão para iniciar um tratamento precoce. Para além disso, os implantes pediátricos também demonstraram estimular o desenvolvimento do osso alveolar. De acordo com a Organização Mundial de Saúde, os adolescentes são jovens entre os 10 e os 19 anos de idade. No entanto, a utilização de implantes em adolescentes difere significativamente dos implantes em adultos. Tem de ser dada especial importância ao crescimento da criança, porque ocorrem várias alterações na dentição e nos maxilares do adolescente. Os benefícios da utilização de implantes em adolescentes são tão importantes como as preocupações com a sua utilização prematura, mas podem ser benéficos para o adulto em crescimento se for seguido um diagnóstico e um plano de tratamento meticulosos.

Indicações para a utilização de implantes em adolescentes

• Pacientes pediátricos com displasia ectodérmica (Conferência de Desenvolvimento de Consenso sobre Implantes Dentários do Instituto Nacional de Saúde de 1988, em Bethesda)
• Implantes combinados com enxertos ósseos em pacientes com fenda do alvéolo e do palato
• Crianças e adolescentes com anodontia, anodontia parcial, falta de dentes congénita, dentes perdidos devido a traumatismos
• Crianças que não cooperam e que têm dificuldade em adaptar-se a aparelhos removíveis.

Contra-indicações para a utilização de implantes dentários

• Grupo etário pré-púbere
• Indivíduos com surto de crescimento pubertário
• Espaço mesiodistal inadequado

Indicadores de conclusão do crescimento

A idade cronológica não é suficiente para estimar a paragem do crescimento. A sobreposição de traçados de radiografias cefalométricas em série, tiradas com um intervalo de pelo menos 6 meses (aguardando até que não se observe qualquer alteração no crescimento durante um período de 1 ano) é provavelmente o método mais fiável, embora exija muito tempo e irradiação e possa atrasar desnecessariamente a inserção do implante. O estado de crescimento esquelético pode ser avaliado com bastante exatidão comparando uma radiografia convencional da mão e do pulso com um atlas padronizado do desenvolvimento ósseo da mão e do pulso. Os indicadores da radiografia da mão e do pulso podem ser utilizados para colocar um doente na área geral da curva de crescimento. O encapsulamento das falanges médias do terceiro dedo (MP3cap) ocorre normalmente após a conclusão da velocidade máxima de crescimento e indica uma desaceleração do surto de crescimento pubertário. Quando o crescimento pubertário estiver concluído, pode começar-se a considerar a colocação de implantes. No entanto, ainda existem alguns riscos. Quando a epífise do rádio se funde e forma uma união óssea com a diáfise, o nível adulto de crescimento esquelético foi atingido e não se pode esperar mais nenhum aumento na altura estatural. Este é o melhor e mais seguro momento para colocar um implante solitário.

Escolher uma idade correta para a colocação do implante

Em casos de anodontia ou oligodontia severa na mandíbula, existe a possibilidade ou necessidade de colocar implantes mesmo antes do surto de crescimento pubertário, uma vez que neste grupo de pacientes poucas alterações de crescimento ocorrem na região anterior após a idade de 5-6 anos, especialmente devido à ausência de dentes. Para a maxila, sugere-se que se espere até depois do surto de crescimento. Durante a reunião de consenso em 1995, foi decidido que a colocação de implantes, especialmente em casos parcialmente edêntulos, deve ser preferencialmente adiada até ao final do crescimento craniofacial/esquelético. Oesterle et al. observaram que os implantes colocados antes da paragem do crescimento, especialmente na maxila, têm um comportamento imprevisível e, por isso, devem ser utilizados com muita cautela. Sugeriu que os implantes colocados durante o período puberal têm uma maior probabilidade de sucesso, mas ainda assim menor do que os implantes pós-puberais ou pós-crescimento. Cronin et al. observaram que, se os implantes forem colocados durante o crescimento ativo, podem ser deslocados ou mal posicionados devido ao crescimento contínuo e podem necessitar de remoção e substituição. Os implantes colocados depois dos 15 anos nas raparigas e dos 18 anos nos rapazes têm o prognóstico mais previsível. Os implantes colocados antes destas idades podem não ser permanentes e podem ter de ser reimplantados.

DENTES ANQUILOSADOS EM INDIVÍDUOS EM CRESCIMENTO

Os estudos discutidos anteriormente, envolvendo implantes dentários em porcos jovens, levantaram preocupações sobre a colocação de implantes dentários em crianças e o seu efeito no crescimento restante. Os dentes anquilosados apresentam várias semelhanças com os implantes dentários. Por exemplo, os dentes anquilosados têm uma ausência total ou parcial do ligamento periodontal que funde os dentes ao osso, submergem em relação aos dentes adjacentes e causam defeitos ósseos angulares adjacentes ao dente anquilosado. Devido ao facto de as crianças apresentarem frequentemente dentes anquilosados, as crianças com dentes anquilosados têm sido estudadas de forma a compreender os efeitos de um dente anquilosado em crianças em crescimento. Um estudo realizado por Malmgren e Malmgren, utilizou cefalogramas de 42 crianças para observar a taxa de infraposição que ocorre ao longo de 10 anos. Estes indivíduos tinham experimentado a reimplantação de incisivos que posteriormente se tornaram anquilosados. Originalmente, este estudo pretendia fornecer uma orientação para o momento da extração de dentes anquilosados. Foi levantada a hipótese de que existe uma relação entre a taxa de infraposição e a idade no momento da lesão, a intensidade do crescimento e o crescimento facial. Foram estabelecidos quatro períodos de intensidade de crescimento: Antes do surto de crescimento, Do surto de crescimento inicial ao máximo, Do máximo ao final do surto de crescimento e Após o surto de crescimento. A intensidade do crescimento foi determinada por uma análise das medições anuais da altura do corpo. Os resultados do estudo sugerem que foi observada uma infra-oclusão de mais de 3,5 mm no grupo um, mais de 2,5 mm no grupo dois, 2,5 mm no grupo três e 1 mm no grupo quatro. O grau de infra-oclusão e a intensidade do crescimento não foram diretamente correlacionados, mostrando uma grande variabilidade entre indivíduos, especialmente para os de crescimento horizontal e vertical. Devido ao alto grau de variação no crescimento, não foi possível fazer uma recomendação específica de idade. Kawanami e colaboradores encontraram um fenómeno semelhante num estudo longitudinal de 52 pacientes, envolvendo modelos de estudo. A infraposição significativa foi identificada se o dente foi traumatizado e subsequentemente anquilosado antes dos 14 anos de idade no sexo feminino e 16 anos no sexo masculino. Além disso, Kawanami et al. estudaram pacientes com idade entre 20 e 30 anos, descobrindo que a infraposição também foi observada após a puberdade, a uma taxa de 0,07 mm por ano. Esta descoberta também enfatizou a importância do conceito de erupção lenta e contínua dos dentes, especialmente adjacentes e opostos aos implantes dentários. Assim, a partir destes estudos, pode concluir-se que o fenómeno da erupção contínua dos dentes tem implicações não só no tratamento de dentes traumatizados, mas também no tratamento de perdas dentárias com implantes dentários osseointegrados, representando um análogo do dente replantado anquilosado.

RISCOS DA COLOCAÇÃO PRECOCE DE IMPLANTES

Vários estudos longitudinais de jovens adultos que receberam restaurações suportadas por implantes documentaram desarmonias entre os dentes adjacentes e os implantes dentários. Thilander e colaboradores realizaram três estudos que acompanharam 18 pacientes com 47 implantes dentários durante um período de 10 anos, com fotografias, modelos de estudo, radiografias periapicais, cefalogramas laterais e altura corporal. As medições foram recolhidas anualmente durante quatro anos e, posteriormente, de dois em dois anos. A infra-oclusão das restaurações de implantes dentários foi observada em pacientes com crescimento craniofacial residual. Assim, foi feita uma recomendação de que a maturação dentária e esquelética, e não uma idade cronológica fixa do paciente, deve ser tida em consideração para evitar a infra-oclusão das restaurações com implantes. Outra descoberta foi que a perda óssea marginal, observada nos dentes adjacentes, era diretamente proporcional à distância entre os dentes adjacentes e o implante dentário. Este estudo recomendou que fosse criado espaço suficiente e que o paralelismo radicular fosse concluído antes da colocação de implantes dentários, de modo a que ocorresse o mínimo de defeito ósseo angular em redor dos dentes adjacentes. Andersson B, Bergenblock S, Fürst B, Jemt T. 2011 estudaram a frequência e a gravidade da infraposição de implantes na aplicação de implantes unitários anteriores após 17 a 19 anos em função e verificaram que foram restaurados mais pacientes em grupos etários mais jovens, onde também se verificou a maioria dos pacientes com a infraposição mais grave (Score D). No entanto, considerando as proporções de pacientes com os sinais mais graves de infraposições (Score C e D), também os pacientes de grupos etários mais elevados estavam bem representados (ver Figura). Assim, nos três grupos etários mais jovens (ver Figura), a proporção das duas situações mais graves (Score C e D) variou entre 50% e 60% , enquanto nos três grupos etários mais velhos, a variação correspondente foi de 33% a 100% dos doentes, respetivamente.

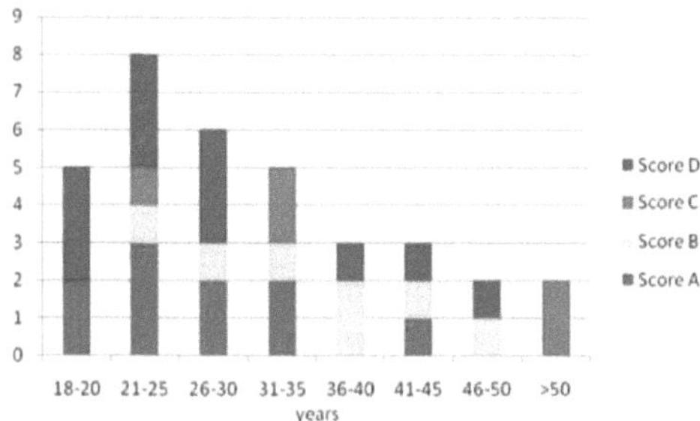

Distribuição do número de pacientes relativamente ao grau de infraposição (pontuação A a pontuação D) e à idade de colocação da coroa em 34 pacientes (adaptado de Andersson et al)

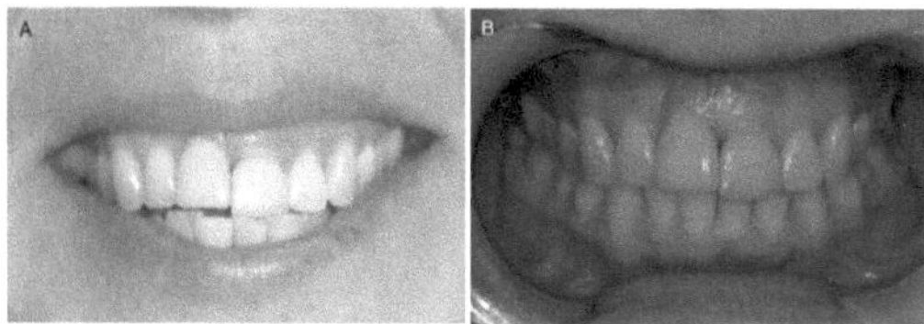

Figure 3 *A* and *B*, Female patient restored with a right central incisor implant crown restoration. Clinical situation after 19 years in function showed signs of obvious infraposition (Score D). Patient satisfaction and mean observer satisfaction scores (visual analog scale; mm) at termination were 90 mm and 50 mm, respectively. No. 14.

Em resumo, as consequências da colocação precoce de um implante dentário podem ser a infra-oclusão, a estética comprometida, a destruição do osso de suporte e contornos gengivais insuficientes. As alterações na dimensão vertical e horizontal entre os dentes em erupção natural e os implantes dentários e os dentes anquilosados têm de ser compreendidas e consideradas no plano de tratamento para evitar desarmonia e resultados estéticos e funcionais fracos.

BENEFÍCIOS DA COLOCAÇÃO PRECOCE

Uma recomendação é adiar a colocação de um implante dentário até depois da puberdade ou após o surto de crescimento de uma criança. No entanto, alguns factores contraditórios justificam a possível colocação precoce de implantes dentários. O primeiro fator é a reabsorção do osso alveolar. No prazo de quatro meses após a extração de um único dente, a largura vestibulolingual da crista alveolar pode apresentar uma reabsorção de até 3 mm. Por outras palavras, isto equivale a 40% de toda a largura horizontal da crista. A

25

reabsorção total do volume ósseo alveolar é de cerca de 34% em cinco anos. Em alguns casos, atrasar a colocação de um implante endósseo pode eventualmente impossibilitar um implante dentário num local de extração devido à falta de volume ósseo suficiente devido à reabsorção. Para além das considerações relativas à altura e volume ósseos, a colocação precoce de implantes dentários baseia-se frequentemente nos benefícios psicossociais. A displasia ectodérmica, causada por mais de 170 síndromes hereditárias clinicamente distintas, deixa os pacientes com hipodontia sindrómica alargada, envolvendo múltiplos dentes permanentes em falta. Acompanhando os dentes em falta, os processos alveolares estão gravemente atrofiados e apresentam uma taxa de crescimento reduzida. O tratamento protético convencional é um desafio devido à distribuição irregular e à forma anormal dos dentes remanescentes utilizados para suportar pontes ou coroas. Nestas condições, os implantes dentários colocados na mandíbula anterior, por exemplo, aos oito anos de idade, resultam numa maior retenção da prótese removível e numa elevada satisfação do paciente. Mas mesmo nestes casos graves, recomenda-se que seja melhor permitir o maior crescimento possível antes de iniciar a colocação de implantes dentários. Além disso, recomenda-se que os implantes dentários não sejam colocados no maxilar superior e que a linha média maxilar não seja cruzada aquando da colocação de uma prótese fixa. Se o fizer, produz defeitos de crescimento prejudiciais que envolvem as estruturas em desenvolvimento.

O crescimento esquelético e dentário maxilar e mandibular é um processo dinâmico que produz alterações dramáticas nas três dimensões durante o crescimento ativo. O crescimento ocorre mais ativamente na infância, com taxas de crescimento decrescentes ao longo da infância, um aumento moderado na adolescência, uma diminuição no final da adolescência para níveis baixos de crescimento e um crescimento lento contínuo ao longo da idade adulta. Uma vez que os implantes osseointegrados devem ser considerados como dentes anquilosados que permanecem fixos no osso, é necessário compreender os efeitos do crescimento no implante para conceber e manter a prótese de implante de forma adequada. Só reconhecendo as alterações que ocorrem na dentição e nos tecidos de suporte é que se pode fazer uma abordagem racional aos implantes no indivíduo em crescimento. Uma vez que os implantes dentários em crianças são uma nova modalidade de tratamento, o impacto que uma prótese suportada por osso pode ter no crescimento facial ou, inversamente, a forma como o crescimento pode influenciar a longevidade e a estética da prótese de implante não é claramente conhecido.

Há duas preocupações principais.

• Em primeiro lugar, se os implantes estiverem presentes durante vários anos de crescimento facial, será que correm o risco de ficarem encaixados, deslocados ou deslocados à medida que os maxilares crescem? Qualquer um destes resultados é possível porque os implantes, ao contrário dos dentes, não são capazes de erupção compensatória ou outros movimentos fisiológicos.

• A segunda área de preocupação é o efeito de uma prótese no crescimento. Poderá uma prótese rígida ligada a implantes que ligam uma área de crescimento inibir o crescimento? Como corolário, existem alterações de design que devem ser incorporadas numa prótese deste tipo para compensar as alterações de crescimento?

COMPORTAMENTO E NOVAS OPÇÕES DE IMPLANTES

Os implantes em pacientes adultos estão bem documentados na literatura, mas existem poucos relatos sobre a utilização de implantes em crianças em crescimento. Os conceitos de crescimento e desenvolvimento relativos aos implantes podem, no entanto, ser desenvolvidos através do estudo do destino de dentes anquilosados, implantes de investigação e implantes em adultos. O dente decíduo anquilosado é um bom modelo do comportamento de um implante osseointegrado numa criança em crescimento. Embora a causa dos dentes decíduos anquilosados seja pouco conhecida, parece que mesmo uma falta microscópica de ligamento periodontal em uma ou mais áreas do dente decíduo pode produzir anquilose. Assim, o dente decíduo anquilosado é **osseointegrado** da mesma forma que o implante osseointegrado. Casos graves de anquilose podem indicar o destino potencial de um implante osseointegrado. Ocorre uma grande quantidade de crescimento no segmento posterior do maxilar e o potencial de qualquer implante osseointegrado ficar enterrado no osso alveolar é muito elevado nesta área. Os distúrbios de crescimento do osso alveolar acompanham frequentemente os dentes decíduos anquilosados, porque as alterações adaptativas e eruptivas dos dentes que normalmente ocorrem como resultado do crescimento vertical, lateral e anteroposterior são impedidas. Esse processo de crescimento envolve a formação de novo osso alveolar. A anquilose é acompanhada por uma paragem da erupção e do crescimento do osso alveolar na área afetada. Um implante osseointegrado comporta-se de forma semelhante a um dente decíduo anquilosado, com a mesma falta de crescimento alveolar e de erupção. Os implantes de investigação constituem um recurso valioso para compreender o comportamento dos implantes num indivíduo em crescimento. Muitos estudos utilizaram pequenos implantes ósseos para estudar o crescimento e as alterações ósseas. O trabalho de Bjork fornece as informações mais relevantes e a dinâmica de crescimento mais importante. Bjork implantou pinos de tântalo de 0,5 >< 1,5 polegadas nos maxilares de crianças como pontos de referência estáveis para estudos cefalométricos longitudinais. Embora a maioria dos implantes fosse estável, os pinos afectados pelo crescimento não o eram. Os pinos no caminho dos dentes em erupção e os pinos colocados perto de uma superfície óssea em reabsorção foram deslocados. O movimento dentário ortodôntico também deslocou os pinos. Quase todos os pinos colocados em áreas de reabsorção, como no ramo anterior da mandíbula ou na região anterior da maxila, foram perdidos e tiveram que ser substituídos. Os pinos colocados em áreas de crescimento ósseo aposicional foram gradualmente incorporados. A maior probabilidade de fracasso dos implantes em crianças mais novas foi demonstrada por estudos semelhantes realizados em bebés. Shaw tentou utilizar os pinos de tântalo de Bjork em bebés com fenda labial e palatina para monitorizar o crescimento, mas abandonou o estudo após a perda de um terço dos implantes que foram colocados pouco depois do nascimento. As taxas elevadas de perda de implantes ocorreram nas áreas dos molares e dos caninos. Os implantes colocados nas porções laterais do maxilar eram particularmente instáveis. As alterações dramáticas de crescimento que ocorrem na infância e na primeira infância não foram conducentes à manutenção dos implantes. Os implantes osseointegrados de titânio provaram ser fiáveis e extremamente estáveis no interior do osso. Esta estabilidade é um atributo positivo nos adultos, mas uma desvantagem nas crianças.

OUTRAS UTILIZAÇÕES DO IMPLANTE

• O uso de implantes para ancoragem, principalmente em adultos, tem sido relatado para acelerar e, em alguns casos, tornar possível o tratamento de problemas ortodônticos complexos, incluindo a intrusão de dentes posteriores e o movimento para a frente dos dentes.

• Os implantes osseointegrados têm sido utilizados como fixação óssea para a osteogénese de distração, tanto na maxila como na mandíbula. A osteogénese de distração, que começou como um método de alongamento de ossos longos, foi aplicada com sucesso aos maxilares, parecendo expandir a matriz de tecido mole.

• A protracção da maxila e o alongamento da mandíbula foram realizados com sucesso em macacos e cães utilizando implantes. Relatos em humanos de alongamento mandibular de até 50 mm são muito promissores no tratamento de pacientes com hipoplasia mandibular grave.

• Os dispositivos actuais utilizam pinos que atravessam as bochechas para dispositivos extra-orais. O desenvolvimento de dispositivos que utilizam implantes osseointegrados permitiria a utilização de dispositivos intra-orais que evitariam a cicatrização facial e o desfiguramento associados aos dispositivos extra-orais.

• Outra variante do implante, o onplant, é um disco fino de liga de titânio texturizado e revestido com hidroxiapatite numa superfície e um orifício roscado na outra superfície, que é colocado na superfície do osso. Foi demonstrado que os onplants se osteointegram no osso e proporcionam uma ancoragem adequada para o movimento ortodôntico dos dentes em animais.

• Embora a utilização a longo prazo de implantes em crianças para restaurar a dentição possa não ser indicada, a utilização a curto prazo de implantes como dispositivos de ancoragem pode ser promissora.

CRESCIMENTO DA MAXILA E O SEU EFEITO NA COLOCAÇÃO DE IMPLANTES

Crescimento esquelético anteroposterior

Em geral, a face média cresce numa direção descendente e anterior em relação à base anterior do crânio. Embora o crescimento da maxila esteja intimamente associado ao crescimento da base do crânio, a maxila apresenta mudanças muito maiores dos quatro anos de idade até a idade adulta do que a base do crânio. O crescimento da maxila ocorre como resultado tanto do deslocamento passivo quanto do alargamento. O deslocamento passivo ocorre quando a maxila é levada para baixo e para frente pelo crescimento da base do crânio e das estruturas faciais nas quais ela se baseia. Durante a primeira infância (período da dentição primária), o crescimento passivo é um fator importante no crescimento da maxila, mas torna-se menos importante à medida que as suturas anteriores (sincondroses) da base do crânio se fecham. Após os 7 anos de idade, aproximadamente um terço do crescimento da maxila é explicado pelo deslocamento passivo. Os outros dois terços ocorrem como alargamento da própria maxila. Este tipo de crescimento maxilar é variável entre os indivíduos, mas é particularmente importante para o comportamento dos implantes.

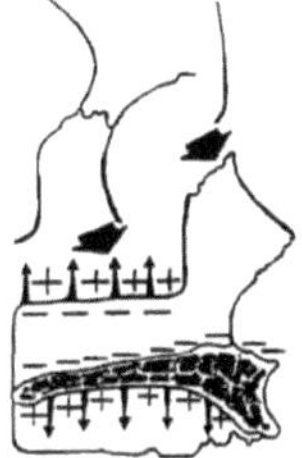

CRESCIMENTO TRANSVERSAL CRESCIMENTO ESQUELÉTICO

Durante a primeira infância, o crescimento transversal da maxila é influenciado pelo aumento da largura da base do crânio. Principalmente a sutura palatina mediana da maxila permite que a face média sincronize seu crescimento lateral com o da base do crânio acima. O crescimento em largura da sutura mediana acelera na puberdade e é o fator mais significativo no crescimento transversal da maxila. O crescimento transversal é a mais precoce das três dimensões de crescimento a ser completada, com a maioria do crescimento transversal completada na adolescência. A sutura mediana é fundamental para o crescimento normal. A sutura palatina média é um local de crescimento importante que deve poder crescer sem ser perturbado. Qualquer prótese sobre implante não deve restringir o crescimento nesta importante área adaptativa.

CRESCIMENTO DENTÁRIO

Diversos estudos longitudinais de dentições em desenvolvimento têm demonstrado que os dentes sucessores tendem a erupcionar labialmente em relação aos seus antecedentes. Embora as mudanças na largura dentária variem pouco durante a dentição decídua, uma mudança significativa na largura da arcada ocorre com a erupção dos dentes permanentes. Em geral, os homens apresentam um aumento maior na largura dos molares do que as mulheres. Embora as tendências básicas de crescimento sejam as mesmas, existem diferenças na largura da arcada entre os sexos. O tamanho médio das arcadas dentárias é geralmente maior no sexo masculino do que no feminino, com uma variação nas diferenças de 0,5 mm na área dos incisivos laterais a 3 mm na área dos molares. A maior dimensão da arcada dentária masculina deve-se ao facto de o período de crescimento ser mais longo nos homens do que nas mulheres, com o crescimento feminino quase completo aos 15 anos e o crescimento masculino mais longo (até aos 17-19 anos) e mais rápido. A erupção dentária e o crescimento alveolar devem ser vistos como um fator negativo na colocação de implantes para substituição de dentes a longo prazo. Uma vez que os homens crescem mais tempo e mais abundantemente, a colocação de implantes em rapazes adolescentes deve ser adiada mais tempo do que nas raparigas adolescentes para permitir a conclusão do crescimento.

PROBLEMAS ENFRENTADOS NA MAXILA QUANDO OS IMPLANTES SÃO COLOCADOS EM CRIANÇAS

A quantidade e o efeito do crescimento têm implicações para a utilização de implantes.

• As próteses que atravessam a sutura palatina média e estão ligadas a implantes têm o potencial de restringir o crescimento transversal. Quando a maxila se alarga na sutura da linha média, os dentes incisivos centrais movem-se no osso para compensar e são impedidos de se separar pelas fibras gengivais circunferenciais e interdentais, bem como pelas fibras periodontais que unem os dentes. Os implantes, anquilosados como estão ao osso, não estão sujeitos a este sistema de compensação.

• Consequentemente, os implantes localizados anteriormente, em lados opostos da sutura palatina mediana de uma criança pré-púbere, são afastados uma distância significativa pelo crescimento transversal. Esta separação cria um problema estético e funcional. Se, pelo contrário, estes implantes forem unidos por uma prótese fixa, pode ocorrer uma inibição do crescimento transversal da maxila.

• A limitação do crescimento é tanto maior quanto mais posterior for a colocação dos implantes, pois o crescimento transversal ocorre mais posteriormente do que anteriormente. Assim, a obtenção de uma largura maxilar normal na criança anodôntica é impedida por um aparelho transsutural, exagerando a deficiência do maxilar superior que já existia em virtude da condição edêntula original.

CRESCIMENTO VERTICAL

CRESCIMENTO DO ESQUELETO

O crescimento vertical da maxila ocorre por abaixamento sutural (deslocamento passivo) da maxila e aposição nas superfícies dentárias do alvéolo maxilar. As órbitas aumentam com o aumento do tamanho dos olhos, com aposição compensatória no assoalho das órbitas. O assoalho nasal é rebaixado por reabsorção na sua superfície nasal e por deposição na superfície palatina e alveolar. Assim, à medida que o alvéolo aumenta em altura por aposição em seu aspeto oclusal, ele é simultaneamente diminuído por reabsorção na superfície nasal. Aproximadamente um terço do aumento total da altura alveolar é nullificado pela reabsorção nasal. Portanto, as observações de moldes dentários refletem menos de dois terços da quantidade total de crescimento alveolar vertical. O rebaixamento reabsortivo da superfície nasal é fortemente diferenciado e geralmente maior anteriormente do que posteriormente. Esse padrão diferencial é uma compensação para o deslocamento rotacional da maxila, no qual os segmentos posteriores rolam para baixo a uma taxa maior do que os segmentos anteriores. O crescimento vertical do esqueleto maxilar afecta dramaticamente um implante.

CRESCIMENTO DENTÁRIO

O crescimento vertical da maxila e dos dentes maxilares excede o crescimento em qualquer outra dimensão. Num estudo longitudinal, a altura anterior da maxila, medida a partir da espinha nasal anterior até à altura do osso alveolar entre os incisivos centrais, aumentou 3 a 4 mm entre a erupção e a esfoliação dos incisivos primários. O aumento da altura alveolar continuou com a erupção dos incisivos permanentes. Com a remodelação apical do osso na crista alveolar durante a erupção dos dentes permanentes e o crescimento para baixo e para frente da espinha nasal, no entanto, a distância da espinha nasal anterior ao osso alveolar voltou à sua medida anterior na dentição decídua. O incisivo permanente é maior do que o seu antecedente primário; por isso, a distância da ponta do incisivo à espinha nasal anterior aumentou. O aumento real da altura dentária entre as idades de 5 e 15 anos é da ordem de 5 a 6 mm, medido entre a altura do osso alveolar da crista interdental maxilar e mandibular (com os dentes em oclusão). Esse aumento pode ser explicado, em grande parte, pelo maior tamanho vertical dos dentes permanentes.
A erupção dos dentes maxilares tem um efeito significativo sobre os implantes. Um estudo descreveu a erupção dos incisivos maxilares em raparigas dos 9 aos 25 anos de idade como 6 mm para baixo e 2,5 mm para a frente. Os molares superiores mudaram ainda mais, com 8 mm de erupção para baixo e 3 mm para mesial. As velocidades médias

de erupção foram de 1,2 a 1,5 mm por ano durante o crescimento ativo e de 0,1 a 0,2 mm por ano após os 17 ou 18 anos de idade. Alterações desta magnitude são difíceis de compensar se for colocado um implante numa rapariga de 9 ou 10 anos. Os rapazes apresentam ainda mais alterações. As alterações na altura do palato também foram estudadas. Moyers e colegas estudaram a altura do palato medindo a partir do "plano oclusal funcional até a rafe palatina". A medida de Moyers, portanto, incluiu não apenas um aumento na altura alveolar, mas também a maior altura vertical dos dentes permanentes. Moyers descobriu que a altura do palato anterior aumentava de 1 a 2 mm antes da erupção dos incisivos, e depois aumentava constantemente de 0,5 a 1 mm por ano. Entre as idades de 7 e 18 anos, houve um aumento total de 4 mm. A altura do palato posterior aumentou 4 a 5 mm entre as idades de 7 e 18 anos. Knott também estudou a alteração da altura alveolar em relação ao palato em raparigas entre os 5 e os 17 anos de idade. Knott analisou sete estudos anteriores sobre a alteração da altura alveolar e descobriu que a maioria deles relatava um aumento de 3 mm na altura alveolar para as raparigas e até um aumento de 6 mm para os rapazes. Em contraste, seu estudo mostrou um aumento total de apenas 2,5 mm, com um aumento de 1 mm entre as idades de 5 e 9 anos associado à erupção dos incisivos e um aumento pós-erupção de 1,5 mm entre as idades de 9 e 17 anos. Assim, há estudos que relatam alterações na altura do alvéolo em relação ao palato que variam entre 2,5 e 6mm. Quando são estudadas medições a partir de moldes, não se observa a quantidade dramática de crescimento que está realmente a ocorrer no esqueleto. As alterações dentárias que são relatadas aqui são as alterações que o clínico veria nos modelos de estudo do indivíduo em crescimento. Como estas alterações parecem relativamente pequenas, o clínico pode sentir-se tentado a compensar o crescimento através do desenho da prótese. No entanto, estas alterações observadas reflectem apenas uma parte da alteração total que está a ocorrer no crescimento do maxilar e não demonstram a quantidade total de alterações dentárias e esqueléticas que estariam a ocorrer à volta de um implante que não estaria a acomodar o crescimento. Um objeto osseointegrado permanece estacionário no osso que o rodeia e não se move nem se adapta às alterações de crescimento do osso, como acontece com um dente "com um ligamento entre a sua raiz e o osso". Por conseguinte, um implante osseointegrado colocado no alvéolo posterior de um maxilar jovem e em crescimento pode ficar significativamente enterrado no osso e a sua porção apical exposta à medida que o pavimento nasal se remodela oclusalmente.

ALTERAÇÕES NO COMPRIMENTO DA ARCADA DENTÁRIA

Mudanças no comprimento e na circunferência da arcada também ocorrem durante o desenvolvimento, que são uma combinação das mudanças ântero-posteriores, transversais e verticais que ocorrem. A circunferência da arcada (a distância do primeiro molar ao primeiro molar ao redor da arcada) diminui um pouco durante o crescimento. O comprimento do arco (distância da vestibular dos incisivos na linha média até uma linha entre as mesiais dos primeiros molares) diminui ligeiramente, começando antes do surgimento do primeiro molar permanente, à medida que os espaços primatas se fecham entre os molares decíduos. Quando os incisivos superiores irrompem, o comprimento do arco aumenta um pouco, mas depois diminui à medida que os molares decíduos são perdidos. As diminuições precoce e tardia do comprimento da arcada excedem o aumento do comprimento da arcada associado à emergência dos incisivos. Assim, o resultado líquido é que o comprimento da arcada é menor aos 18 anos do que aos 4 anos. Não apenas os dentes estão se movendo dentro da arcada, mas também há uma mudança na posição de toda a arcada maxilar. Quando todas as mudanças dentro da arcada dentária em relação ao corpo da maxila são somadas, observa-se um deslocamento mesial significativo dos dentes. Assim, embora a arcada dentária maxilar aumente em largura e altura, ela também diminui anteroposteriormente em comprimento e se move anteriormente. A maior quantidade de alterações ocorre com a mudança da dentição decídua para a dentição permanente. As dimensões do arco, no entanto, continuam a mudar mesmo após a erupção da dentição permanente. Dekock descobriu que a profundidade do arco (medida a partir de uma linha mesial aos primeiros molares até ao ponto de contacto dos incisivos centrais) continuou a diminuir ligeiramente até, pelo menos, aos 26 anos de idade, quando o seu estudo terminou. Quando um implante é colocado neste ambiente dinâmico, o implante não se comporta como os dentes naturais. Quando o implante e a dentição associada são incapazes de se mover mesialmente com as alterações no crescimento, ocorrem perturbações no alinhamento e na oclusão. Por conseguinte, deve ter-se o cuidado de evitar a colocação de implantes maxilares antes da erupção dos dentes permanentes. Tendo em conta as evidências acima mencionadas, os implantes osseointegrados no maxilar de pacientes em crescimento devem ser geralmente evitados. Os implantes colocados antes da paragem do crescimento são imprevisíveis no seu comportamento, porque o crescimento individual é imprevisível. Assim, os implantes colocados no início da dentição mista têm um mau prognóstico de utilidade contínua até à puberdade. As alterações dentárias e esqueléticas na maxila seriam provavelmente demasiado grandes para o prostodontista ultrapassar com uma prótese ajustável. As próteses transpalatais rígidas em pacientes pré-púberes ou puberes precoces também devem ser evitadas para permitir um crescimento maxilar transversal sem restrições. Os implantes colocados durante o período pubertário têm uma maior probabilidade de sucesso, mas ainda assim menor do que os implantes pós-púberes ou pós-crescimento.

CRESCIMENTO MANDIBULAR E O SEU EFEITO NA COLOCAÇÃO DE IMPLANTES

CRESCIMENTO ANTEROPOSTERIOR E VERTICAL CRESCIMENTO ESQUELÉTICO

O crescimento mandibular não está tão intimamente associado à base do crânio como a maxila, estando separado dos ossos cranianos por uma articulação móvel. Quando os cefalogramas laterais em série são sobrepostos à base do crânio, a mandíbula parece crescer para baixo e para a frente. Bjork, no entanto, utilizando implantes metálicos como pontos de referência estáveis para a sobreposição de cefalogramas seriados, descobriu que durante a puberdade a mandíbula não cresce necessariamente para baixo e para a frente de forma linear. Em vez disso, a mandíbula rola para a frente, com aposição abaixo da sínfise e reabsorção abaixo do ângulo goníaco. Assim, durante o crescimento, a face e a mandíbula tendem a rodar, sendo o centro de rotação influenciado pela direção do crescimento condilar. Bjork descobriu que o crescimento diferia muito entre indivíduos, e a rotação da mandíbula diferia com as diferentes direcções de crescimento condilar. Quando o côndilo cresce verticalmente, há uma diminuição do ângulo goníaco, e o centro de rotação fica próximo à região dos incisivos. O resultado é um achatamento da borda inferior da mandíbula, com os incisivos irrompendo mais facilmente do que verticalmente. No outro extremo, com o côndilo crescendo significativamente no sentido ântero-posterior, o ângulo goníaco não diminui e o centro de rotação fica localizado atrás da mandíbula. Nessas crianças, os incisivos inferiores inclinaram-se 2,5 mm para lingual e irromperam 4 mm verticalmente. Na direção média de crescimento condilar de Bjork, os incisivos irromperam 4 mm verticalmente e inclinaram-se apenas 1 mm para a língua. Assim, a quantidade e a direção da rotação mandibular têm um efeito dramático na direção da erupção dos dentes mandibulares e na sua posição final. Na mandíbula média em crescimento, os incisivos em erupção mantiveram uma relação angular notavelmente consistente com a base craniana anterior e uma boa relação oclusal com os incisivos superiores. Num dos indivíduos de Bjork que apresentava uma rotação extrema da mandíbula para a frente com crescimento vertical do côndilo, a dentição era incapaz de compensar totalmente a rotação, resultando num apinhamento dos incisivos e num aumento da sobremordida. Bjork observou uma rotação interna e externa da mandíbula em maior extensão do que na maxila. O núcleo interno da mandíbula revelado pelos implantes de Bjork representava o verdadeiro crescimento da mandíbula, não influenciado pela remodelação ou alteração da posição vertical. A verdadeira rotação é mascarada pela reabsorção e deposição no bordo inferior da mandíbula. A radiografia cefalométrica lateral normal regista apenas pontos e planos anatómicos, nenhum dos quais é um ponto de referência estável. Assim, o grau de crescimento rotacional não é normalmente observado em estudos seriados de rotina. A submersão severa dos segundos molares decíduos anquilosados observada em algumas crianças deve-se provavelmente ao seu forte padrão de crescimento rotacional mandibular. A medição da altura dos molares pode não reflectir realmente toda a extensão do movimento vertical dos dentes posteriores à medida que estes irrompem para manter a oclusão. A resposta de um implante colocado na porção posterior da mandíbula varia com a direção do crescimento condilar e submerge até certo ponto em todas as crianças e em grande medida em crianças com fortes padrões de rotação. Os implantes colocados na porção anterior da mandíbula não são capazes de alterar a angulação para compensar a rotação da mandíbula, tal como acontece com os incisivos em erupção ligados a ligamentos. O resultado pode ser implantes posicionados com inclinações não estéticas e não funcionais relativamente aos dentes adjacentes ou opostos. A mandíbula cresce em comprimento através do crescimento do côndilo e do ramo. Para acomodar a erupção dos dentes posteriores, o corpo da mandíbula aumenta em comprimento por reabsorção no aspeto anterior do ramo e deposição no seu aspeto posterior.

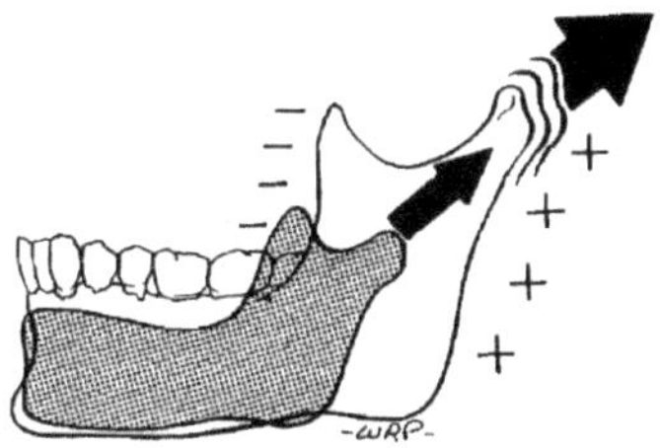

A altura do ramo aumenta 1 a 2 mm por ano, e o comprimento do corpo aumenta 2 a 3 mm por ano. A proeminência crescente do mento durante a adolescência deve-se mais à reabsorção acima do mento do que às pequenas quantidades de crescimento aposicional no mento. Esta reabsorção infradental na mandíbula anterior pode resultar na exposição de um implante colocado numa idade precoce.

CRESCIMENTO DENTÁRIO

Os incisivos e molares inferiores aumentam verticalmente ao longo do crescimento. Os incisivos permanentes restabelecem a altura dentária dos dentes decíduos esfoliados por volta dos 9 anos de idade. Dos 9 aos 15 anos de idade, há um aumento constante da altura dos dentes e do alvéolo, sendo o aumento maior nos homens do que nas mulheres. A altura dentária nos homens continua a aumentar para além dos 15 anos de idade, enquanto que nas mulheres o aumento da altura é reduzido após os 13 ou 14 anos de idade. Medindo a partir do ponto mais baixo da sínfise mandibular (menton) até à ponta do incisivo primário ou permanente mandibular, observa-se um aumento de 12 mm nos homens e de 6 mm nas mulheres entre os 6 e os 16 anos. Na área do primeiro molar, observa-se um aumento da altura de 10 mm nos homens e de 7 mm nas mulheres, entre os 6 e os 16 anos de idade. Estas alterações são significativas e têm um efeito dramático numa prótese sobre implantes.

CRESCIMENTO TRANSVERSAL CRESCIMENTO ESQUELÉTICO

As alterações de largura na mandíbula são muito menores do que na maxila. Os aumentos de largura na mandíbula ocorrem principalmente na parte posterior da mandíbula. À medida que a mandíbula aumenta em comprimento, também aumenta em largura posterior devido à sua forma em V. A largura na parte anterior da mandíbula atinge seu máximo precocemente, com o crescimento na sínfise cessando antes da erupção dos dentes decíduos. Assim, a largura anterior da mandíbula estabiliza-se relativamente cedo e aumenta apenas ligeiramente com o crescimento aposicional, enquanto a largura posterior da mandíbula aumenta com o aumento do comprimento do corpo mandibular.

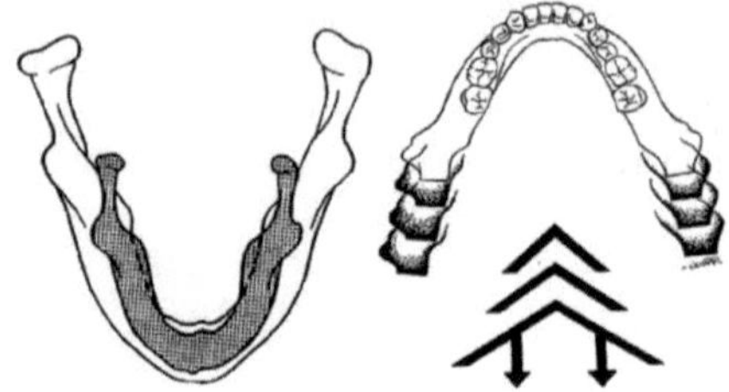

CRESCIMENTO DENTÁRIO

A cronologia da erupção dentária mandibular difere da erupção dentária maxilar. Existem alterações dimensionais na mandíbula, mas elas são menos significativas do que na maxila. A largura do canino mandibular começa a aumentar 1 ano antes da erupção do incisivo mandibular e geralmente se completa 2 anos após a erupção do incisivo mandibular. A largura intercanina aumenta à medida que os incisivos centrais mandibulares maiores deslocam os incisivos laterais decíduos, e o aumento continua com a erupção dos incisivos laterais permanentes mandibulares. Os incisivos irrompem de uma posição lingual em direção à labial, forçando o canino decíduo labial e distalmente para o espaço primata. O aumento médio da largura entre as cúspides primárias é de 2 mm para as fêmeas e de 3 mm para os machos. Quando os incisivos laterais mandibulares estão completamente erupcionados, a distância intercanina mandibular não se altera significativamente, mesmo com a erupção da cúspide permanente. Knott demonstrou até mesmo uma ligeira diminuição na largura intercaninos mandibulares dos 13 aos 25 anos de idade. A largura da arcada dos pré-molares totalmente erupcionados é apenas 2 a 3 mm maior do que a dos molares decíduos que eles substituem. Após a erupção completa dos pré-molares, a largura da arcada nessa região não aumentou mais do que 1 mm nos homens, e diminuiu quase 1 mm nas mulheres. A maior taxa de alteração na largura foi observada 4 anos antes da erupção do pré-molar. O primeiro molar inferior aumentou quase 3 mm em largura nos homens e quase 2 mm nas mulheres, com a maior taxa de alteração observada durante a erupção. O segundo molar inferior apresentou um aumento de quase 2 mm na largura nos homens e nenhuma alteração na largura nas mulheres entre as idades de 12 e 18 anos. Semelhante à dentição maxilar, as mudanças na largura da arcada variaram muito de indivíduo para indivíduo, com algumas arcadas não mais largas aos 8 anos do que aos 4 anos, enquanto outras aumentaram até 3,5 mm na área do segundo pré-molar. Embora a estatura e a alteração estatural tenham uma correlação com a largura intercaninos, esta é muito mais fraca do que a correlação entre as larguras intercaninos maxilar e mandibular." Verificou-se que a variação individual é tão grande que a previsão exacta da largura dos caninos aos 15 anos de idade é impossível com base em medições intercaninos efectuadas aos 4 ou 5 anos de idade. Assim, considerando os implantes, as alterações transversais mandibulares são as mais encorajadoras, com poucas alterações transversais durante o crescimento. A falta de alterações transversais, no entanto, é compensada pelas dramáticas alterações verticais e rotacionais que ocorrem na dentição mandibular.

ALTERAÇÕES NO COMPRIMENTO DO ARCO

As alterações no comprimento da arcada na mandíbula diferem das alterações na maxila. Com a erupção dos incisivos permanentes, geralmente há pouca ou nenhuma mudança no comprimento do arco mandibular. Assim, em contraste com os dentes anteriores do maxilar, que tendem a erupcionar labialmente e aumentar temporariamente o comprimento do arco, os incisivos mandibulares erupcionam mais perto da sua posição final. À medida que os molares decíduos são perdidos, os pré-molares irrompem e os primeiros molares permanentes movem-se mesialmente, criando uma diminuição de quase 2 mm no comprimento do arco. Ocorrem alterações adicionais no comprimento da arcada à medida que a mandíbula cresce, variando a quantidade de alterações consoante o tipo de crescimento. Um implante colocado na mandíbula não é capaz de acomodar o deslocamento dos dentes naturais e pode, de facto, interferir com as alterações. Tal como acontece com a maxila, a mandíbula é uma unidade dinâmica e em mudança durante o crescimento. As mudanças na largura dentária não são tão dramáticas quanto na maxila. Como a sutura sinfisária se fecha poucos meses após o nascimento, não há preocupação de limitar o crescimento transversal numa sutura. Embora a posição labial dos dentes permanentes não exceda muito a posição dos seus antecedentes, a exigência de que eles mudem a angulação e irrompam verticalmente em resposta ao crescimento rotacional sugere que os implantes podem não ser bem-sucedidos em pacientes jovens. Quando combinados com as descobertas de Bjork sobre a rotação mandibular e o aumento da altura alveolar em mais de 1 cm, a previsibilidade dos implantes mandibulares torna-se mais duvidosa. No doente totalmente anodôntico, as alterações verticais e ântero-posteriores no desenvolvimento alveolar podem não ser tão importantes como no doente parcialmente anodôntico, no qual se podem esperar alterações dentárias consideráveis com o crescimento. Os implantes na parte anterior da mandíbula não perturbam o crescimento sinfisário, mas o enterramento do implante pelo crescimento aposicional em altura alveolar é uma preocupação. O enterramento do implante como resultado da aposição do osso alveolar oclusal é importante tanto no segmento anterior como no posterior do alvéolo mandibular. No segmento anterior, um implante pode ser exposto devido à reabsorção labial na fossa infradental à medida que o queixo se forma no adolescente. A quantidade de exposição de um implante anterior ou de enterramento de um implante posterior depende da direção e da quantidade de rotação da mandíbula à medida que esta cresce. Os dentes da mandíbula em desenvolvimento são capazes de manter uma relação homeostática com os dentes maxilares, alterando a direção e a quantidade de erupção e desenvolvimento alveolar. Não se sabe como o desenvolvimento mandibular pode ser afetado por implantes que restringem o potencial compensatório da dentição mandibular.

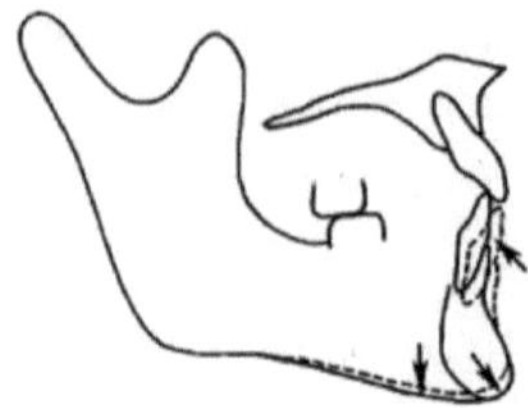

DISPLASIA ECTODÉRMICA

• Também conhecida como síndrome de Christ-Siemens-Touraine e displasia ectodérmica anidrótica A displasia ectodérmica hipohidrótica (DHE) é uma doença congénita hereditária rara que afecta várias estruturas ectodérmicas. Esta síndrome é geralmente considerada como consistindo numa tríade de sintomas: hipotricose, hipoidrose e hipodontia. Os pais frequentemente relatam que o pediatra não tinha conhecimento da condição da criança e que o odontopediatra foi o primeiro a diagnosticá-la, devido às manifestações orais. A prevalência na população tem sido avaliada entre 1:10.000 e 1:100.000 nascidos vivos do sexo masculino.

Caraterísticas clínicas

Os traços faciais caraterísticos de uma criança afetada por DE consistem numa testa proeminente, cabelo louro esparso e fino, uma ponte nasal deprimida, lábios grossos e uniformes, hipodontia e dentes cónicos, lábio leporino e fenda palatina) e uma diminuição da produção de fluidos corporais, incluindo saliva.

• As anomalias dentárias podem incluir a ausência completa das dentições primária e permanente ou, mais frequentemente, uma redução do número de dentes. Os dentes também podem ser morfologicamente defeituosos, assumindo uma forma cónica ou em cavilha.

• Outros defeitos incluem a hipoplasia do esmalte, que pode aumentar a suscetibilidade dos dentes à cárie. A ausência de dentes resulta na diminuição do desenvolvimento do osso alveolar e pode dar à criança uma aparência facial distinta e envelhecida, semelhante à do paciente idoso desdentado.

As crianças com DE não apresentam padrões normais de crescimento, pelo que deve ser efectuada uma análise de risco e benefício para avaliar o valor da colocação de implantes, especialmente na mandíbula anterior, onde o crescimento lateral está normalmente concluído aos 3 anos de idade. Segundo Guckes et al., o volume ósseo em crianças pode não ser suficiente para a colocação de implantes em posições ideais para o suporte de próteses. No paciente totalmente anodôntico, as alterações verticais e ântero-posteriores no desenvolvimento alveolar podem não ser tão importantes como no paciente parcialmente anodôntico, no qual são de esperar alterações dentárias consideráveis com o crescimento. Bergendal et al. afirmaram que os implantes devem ser colocados quando o crescimento está quase completo, exceto em casos raros de aplasia total como na DE. A anodontia congénita é uma condição rara e é vista principalmente como uma caraterística de síndromes hereditárias. A anodontia da mandíbula é mais frequentemente encontrada na ED do tipo hipohidrótico. É rara. As crianças pequenas sem nenhum dente na mandíbula apresentam desafios especiais de tratamento no esforço de normalizar a aparência e a função durante os anos de crescimento. O tratamento com próteses removíveis por volta dos 3 anos de idade é recomendado pelo maior grupo de apoio à DE, a National Foundation for ED, nos EUA. Os implantes na região anterior da mandíbula podem ser colocados para suportar uma sobredentadura, a partir dos 6 anos de idade, quando as suturas medianas da mandíbula estão fechadas. De acordo com a Conferência de Desenvolvimento de Consenso sobre Implantes Dentários do Instituto Nacional de Saúde de 1988, em Bethesda, os pacientes pediátricos com DE poderiam beneficiar da utilização de implantes dentários. Na sequência do caso apresentado e da revisão da literatura efectuada por Kramer et al. no seu artigo, recomendaram a colocação de implantes nos pacientes pediátricos que sofrem de hipodontia sindromática prolongada, como a observada na DE. O local mais adequado para a inserção parece ser a mandíbula anterior; as inserções na maxila devem ser evitadas ou, pelo menos, não devem atravessar a linha média. Ryda estabeleceu que todos os julgamentos clínicos e tratamentos para crianças devem ser efectuados de acordo com a Convenção das Nações Unidas sobre os Direitos da Criança. Respeitar o desenvolvimento da criança, tanto a nível físico como psicológico. A partir de 1995, foram publicados vários relatos de casos de crianças com DE sobre a colocação de implantes na região dos caninos da mandíbula anodôntica para suportar uma sobredentadura entre os 3 e os 6 anos de idade. A criança mais nova registada foi um rapaz francês a quem foram colocados implantes com 1,5 anos de idade. A colocação de implantes dentários não pode ser recomendada antes dos 6 anos de idade, uma vez que está bem estabelecido que as crianças podem e devem participar nas decisões sobre cirurgia electiva a partir dos 5 anos de idade. O primeiro caso publicado de colocação de implantes num rapaz com DE hipohidrótica e anodontia da mandíbula foi tratado no Instituto de Jonkoping e tem sido seguido durante mais de 20 anos. A sobredentadura funcionou bem até o paciente ter 19 anos de idade, altura em que foram colocados dois implantes adicionais e o paciente recebeu uma prótese fixa mandibular suportada por implantes

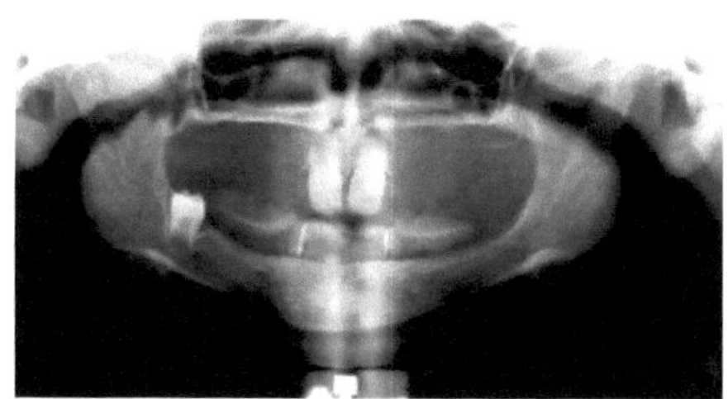

Patient at the age of 3 years. The phenotype of ectodermal dysplasia included a severe hypodontia in both the mandible and the maxilla.

Intraoralmente, verificou-se uma hipodontia severa tanto na dentição decídua como na permanente; na dentição decídua, apenas os incisivos centrais superiores estavam presentes e na dentição permanente apenas os incisivos centrais e o germe do primeiro molar mandibular direito.Aos cinco anos de idade, as próteses feitas de resina acrílica termopolimerizável foram integradas tanto no maxilar superior como no inferior. Durante os anos seguintes, a reabilitação mandibular tornou-se cada vez mais difícil devido ao crescimento da mandíbula e à altura deficiente dos processos alveolares. Isto resultou em insuficiências funcionais recorrentes da prótese inferior.

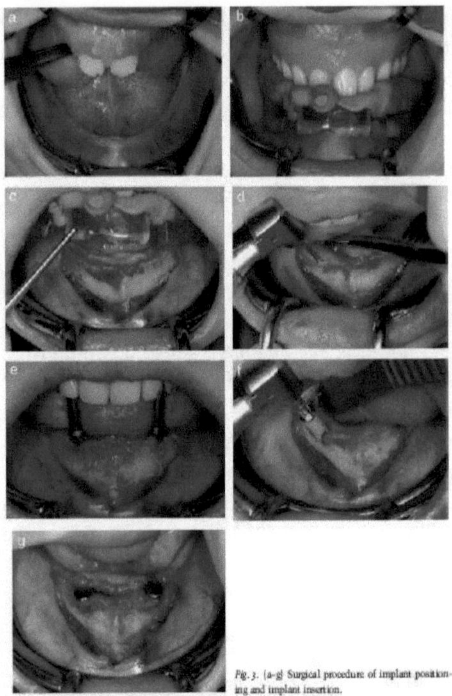

Fig. 3. (a–g) Surgical procedure of implant positioning and implant insertion.

Aos 8 anos de idade, foi decidido colocar dois implantes na mandíbula anterior para melhorar as funções orais e reduzir potenciais desvantagens psico-sociais do paciente. As posições dos implantes foram planeadas em modelos de gesso articulados e transferidas para a cirurgia através de uma renúncia individual que foi fixada na prótese maxilar (Fig. a-c). Após anestesia regional, foram colocados dois implantes na região do canino da mandíbula anterior

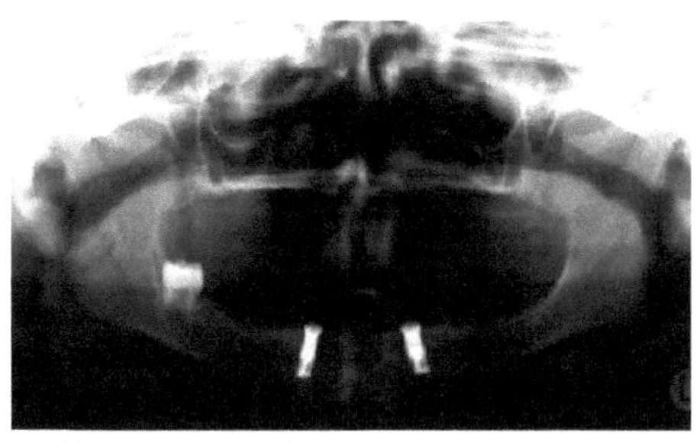

(Fig. d-g) *Fig. 4.* Orthopantomographic view after implant insertion.

Apesar de uma notável atrofia multidimensional do processo alveolar mandibular, a inserção de implantes de parafuso cilíndrico (Nobel Biocare MK III; diâmetro 3,75 mm, Nobel Biocare, Gotemburgo, Suécia) com um comprimento de 13 mm foi facilmente possível e resultou numa estabilidade primária segura

Após um período de cicatrização submerso de 3 meses, os implantes foram expostos e foi efectuada a conexão do pilar. Os procedimentos protéticos foram iniciados 2 semanas mais tarde, assim que os tecidos moles à volta do cilindro do pilar estavam cicatrizados. Foi efectuada uma impressão em impregum (3M Espe AG, Seefeld, Alemanha) do maxilar inferior com as coifas dos pilares e uma impressão em alginato da prótese maxilar. Os modelos foram feitos e montados em um articulador após o registo da mordida.

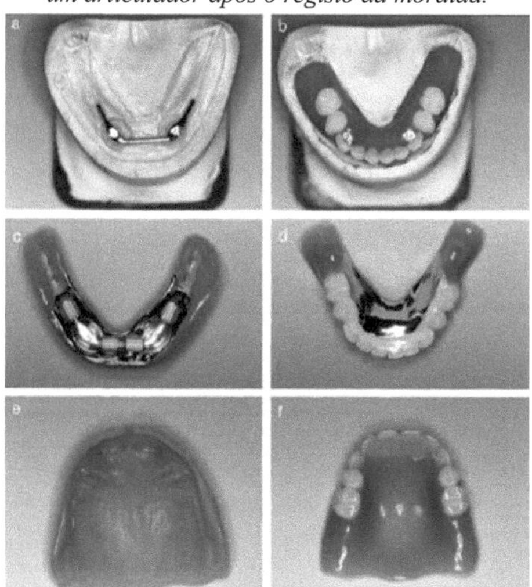

Fig. 5. (a-f) Concept of prosthodontic rehabilitation.

Na mandíbula, foi integrada uma prótese em barra (Fig. a-d). Na maxila edêntula, foi integrada uma nova prótese convencional, permitindo uma função satisfatória (Fig. e, f).

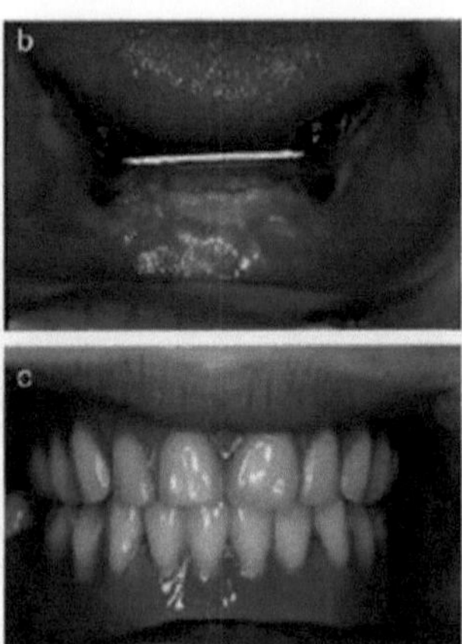

Fig. 6. (a-c) Extra- and intraoral appearance of the patient with the implant-supported rehabilitation.

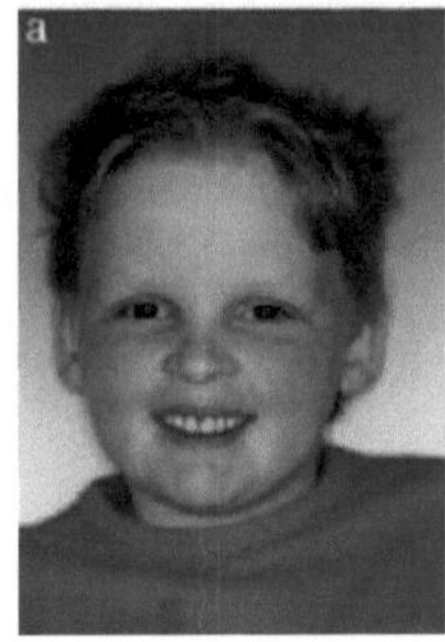

O rapaz habituou-se facilmente à nova reabilitação (Fig. a-c) e efectuou uma excelente higiene oral. Os pais relataram que, após a inserção da restauração, a ingestão alimentar do paciente tinha mudado significativamente.

Sugestões para a colocação de implantes **em pacientes não afectados** Deve ter-se extrema cautela na colocação de implantes em crianças, devido às alterações de crescimento no maxilar e na dentição.

1. Sempre que possível, a colocação de implantes deve ser adiada até à idade de 15 anos para as raparigas e 18 anos para os rapazes.
2. Os doentes em crescimento tratados com implantes dentários devem ter um acompanhamento adequado.
3. É necessária mais investigação nas áreas dos implantes em crianças em crescimento.
4. A localização do implante, o sexo do doente e o nível de maturação do esqueleto são os factores mais importantes na decisão final de quando colocar o implante.
5. Continua a ser recomendado esperar pela conclusão do crescimento dentário e esquelético, exceto em casos graves de DE.

Recomendação para a colocação de implantes Recomendação geral

É difícil fazer recomendações gerais para o tratamento protético assistido por implantes do doente em crescimento, porque as várias causas de edentulismo, juntamente com o potencial de crescimento da área edêntula específica, requerem decisões de diagnóstico e tratamento únicas para cada doente. Os doentes pediátricos sofrem normalmente traumatismos orais devido ao seu estilo de vida ativo. A abordagem conservadora óbvia para estes pacientes é aguardar a conclusão de todo o crescimento esquelético e dentário antes de iniciar um plano de tratamento assistido por implantes. No entanto, muitos factores psicológicos e fisiológicos criam pressão para iniciar um tratamento precoce. Recomenda-se que o tratamento inicial tente sempre utilizar próteses convencionais. O uso de uma prótese convencional ajuda a condicionar o paciente em crescimento ao uso de próteses e fornece informações estéticas e funcionais para o plano de tratamento com implantes subsequente. A utilização satisfatória dessa prótese também permite ao clínico ganhar tempo adicional durante o qual o paciente atingirá um nível de maturidade mais adequado para permitir um tratamento com implantes mais previsível. Durante este período de utilização de próteses convencionais, pode ser criado um plano de tratamento a longo prazo envolvendo implantes dentários e pode ser efectuada uma terapia adjuvante. Um curso bem sequenciado de extracções de dentes malformados e cuidados ortodônticos faseados para colocar os dentes restantes na posição ideal deve ser concluído durante este período. Em pacientes com displasia ectodérmica ou oligodontia com coroas malformadas, está indicada a utilização de restaurações diretas de compósito em conjunto com uma prótese convencional. Em pacientes em crescimento com uma história de trauma grave, podem ser efectuados procedimentos de aumento ósseo e de tecidos moles durante este período. É feita uma avaliação da taxa de perda alveolar residual e da maturação esquelética, com o objetivo de preparar a colocação de implantes no momento mais adequado. Os benefícios da utilização de implantes dentários em pacientes em crescimento são tão reais como as preocupações relativamente à sua utilização prematura. A falta de osso alveolar frequentemente associada a lesões traumáticas ou à falta de dentes congénitos pode comprometer gravemente a colocação ideal do implante. Artigos publicados e relatórios de tratamentos de pacientes recomendam que a colocação de implantes em pacientes adolescentes seja adiada até à idade de 13 a 16 anos. **A causa da anodontia, o sexo do paciente e o nível de maturação esquelética são os factores mais importantes na avaliação final do momento da colocação do implante.** Outro fator importante é o desenho da prótese. Numa revisão minuciosa de 42 implantes colocados em 34 pacientes com uma idade média de 15,1 anos, Ledermann e colaboradores relataram uma taxa de sucesso de 90% com um tempo médio de seguimento pós-carga de 35,5 meses. Este estudo relatou uma reação positiva dos tecidos moles e ósseos aos implantes e concluiu que a maioria dos insucessos ocorreu devido a lesões traumáticas subsequentes sofridas durante a fase de cicatrização após a colocação do implante. A principal complicação pós-carga registada foi a natureza anquilótica do implante dentário e a sua incapacidade de responder ao crescimento vertical dos dentes adjacentes e do alvéolo.

RECOMENDAÇÕES PARA A COLOCAÇÃO DE IMPLANTES POR QUADRANTE

Podem ser efectuadas recomendações específicas de quadrantes para a colocação de implantes dentários no paciente em crescimento.

MAXILAR ANTERIOR

O quadrante anterior do maxilar é uma área importante a ter em consideração, uma vez que se verificam frequentemente ausências dentárias congénitas e perdas dentárias traumáticas nesta área. As alterações de crescimento vertical e anteroposterior nesta área são substanciais e, por razões estéticas e funcionais, a colocação de implantes deve ser adiada até que o crescimento esteja substancialmente concluído. A junção restauração-gengival é esteticamente crítica neste quadrante. Por conseguinte

ou crescimento anteroposterior. A complicação adicional criada pelo rebaixamento sutural ativo do maxilar, que levaria um implante para baixo com o seu crescimento, juntamente com o rebaixamento reabsortivo do seio maxilar, são variáveis de base sobre as quais o aumento agressivo da altura do alvéolo, os clínicos devem não só preocupar-se com a estabilidade posicional e a biomecânica da prótese sobre implantes, mas também com a permanência da estética gengival restauradora. O efeito estético da morbilidade dos tecidos no caso de perda ou remoção do implante devido ao seu mau posicionamento mediado pelo crescimento deve ser uma consideração importante do tratamento.

• Os componentes anterior e vertical do crescimento maxilar são significativos em quantidade e extremamente variáveis.

• O crescimento vertical do maxilar excede todas as outras dimensões de crescimento neste quadrante; por conseguinte, a colocação prematura de implantes pode resultar na necessidade repetitiva de alongar a conexão transmucosa do implante, resultando em rácios implante-prótese pobres e no potencial de ampliação da carga.

• A colocação prematura de um implante perto da linha média pode criar uma desarmonia espacial mesiodistal secundária ao crescimento sutural mediano, que se acelera na puberdade.

• A variação sexual na quantidade e no momento do crescimento é importante nesta área, porque a taxa de crescimento pubertário masculino ocorre a um ritmo mais elevado durante um período mais longo.

• A colocação de implantes no quadrante anterior do maxilar antes dos 15 anos em pacientes do sexo feminino e dos 17 anos em pacientes do sexo masculino deve ser tentada apenas para atingir objectivos únicos de planeamento do tratamento e com especial ênfase na determinação da idade esquelética, no consentimento informado e na possibilidade de substituição futura do implante.

Maxilar Posterior

O quadrante posterior do maxilar está sujeito aos mesmos factores gerais de crescimento descritos para a área ântero-posterior do maxilar. A variação extrema no crescimento vertical e anteroposterior também é observada na maxila posterior. Um importante fator de crescimento adicional é o crescimento transversal da maxila na sutura palatina mediana e no alvéolo. O aumento da largura no aspeto posterior da sutura palatina mediana é aproximadamente três vezes maior do que o observado no aspeto anterior da sutura palatina mediana. Esta variação não só produz um maior crescimento transversal, mas também um crescimento rotacional, que anterioriza a posição dos molares superiores. Este efeito é particularmente importante se uma prótese suportada por implantes estiver ligada de forma rígida através da sutura palatina mediana. O efeito líquido desta conexão pode afetar negativamente o crescimento sutural. O crescimento transversal é completado mais cedo do que o processo vertical. Todas estas variáveis servem como uma nota de precaução e reforçam o facto de que o tratamento mais previsível ocorre mais perto do final da maturação.

• A grande variabilidade do crescimento vertical observada nesse quadrante tem o potencial de causar um sério problema biomecânico de magnificação da carga devido ao aumento da força mastigatória colocada nas superfícies oclusais posteriores.

• A literatura tem demonstrado a capacidade de ancoragem dos implantes osseointegrados no apoio ao movimento ortodôntico em pacientes adultos. Embora exista atualmente pouca investigação in vivo baseada em provas, seria um corolário lógico que uma prótese suportada por implantes que atravesse a sutura palatina média com fixação a implantes bilaterais proporcionasse uma ancoragem suficiente para limitar o crescimento transversal.

• A colocação de implantes dentários osseointegrados no quadrante posterior do maxilar deve ser adiada até aos 15 anos nas mulheres e aos 17 anos nos homens. Deve ter-se especial cuidado ao colocar implantes antes da maturidade esquelética. Se tal for tentado, é indicado o consentimento informado do doente e dos pais e uma atenção cuidadosa ao desenho da prótese. Deve ser prestada especial atenção à continuidade dos cuidados de acompanhamento, com especial ênfase na colocação de implantes até ser atingida uma estabilidade oclusal madura.

QUADRANTE ANTERIOR DA MANDÍBULA

Do ponto de vista do crescimento e desenvolvimento, o quadrante anterior da mandíbula apresenta o **melhor local** para a colocação de um implante osseointegrado antes da maturação esquelética. Embora a mandíbula apresente um padrão de crescimento dinâmico, tal como a maxila, o seu quadrante anterior apresenta menos variáveis de confusão. O fecho da sutura sinfisária mandibular ocorre durante os primeiros 2 anos de vida. Por conseguinte, os implantes colocados nesta área não representam uma ameaça para o crescimento da sínfise. A linha média apresenta tipicamente um padrão de remodelação de deposição óssea na área facial inferior com uma ligeira reabsorção na fossa infraincisal, mas que varia com a direção do crescimento mandibular. Embora esse processo de remodelação crie algumas mudanças durante a maturação, elas não apresentam a extrema variabilidade observada na maxila. Foram feitas recomendações para iniciar o tratamento em crianças com displasia ectodérmica logo aos 3 anos de idade, criando uma melhoria na aparência facial que leva a benefícios emocionais, psicológicos, fonéticos e funcionais demonstráveis. Também foram publicados relatos de casos que documentam a colocação de implantes endósseos na região anterior da mandíbula a partir dos 5 anos de idade, com resultados de tratamento positivos.

• Os implantes próximos da linha média mandibular num paciente jovem apresentam um melhor prognóstico do que os implantes colocados mais posteriormente.

• Uma prótese suportada por implantes dentários na mandíbula anterior deve ser de um desenho recuperável para permitir um aumento médio da altura dentária de 5 a 6 mm, bem como o crescimento antero-posterior.

• A estabilização de uma sobredentadura mandibular suportada em parte por implantes osseointegrados anteriores pode retardar o processo de reabsorção alveolar e cortical posterior até que a maturação posterior permita a colocação de implantes osseointegrados nessa área.

• O prognóstico é melhor quando todos os incisivos mandibulares são substituídos por uma prótese sobre implantes, em vez da substituição de um a três dentes.

• A colocação de implantes osseointegrados no quadrante anterior da mandíbula deve ser efectuada com precaução devido ao potencial de submersão do implante secundário ao crescimento aposicional do osso alveolar. Esta situação pode também ser agravada por um padrão de crescimento mandibular rotacional desfavorável. O consentimento informado do paciente e dos pais deve abordar estes possíveis aspectos negativos, que limitam o prognóstico do implante.

Quadrante posterior mandibular

A pressão para colocar implantes osseointegrados na mandíbula posterior antes de ocorrerem alterações de reabsorção que limitem a altura vertical potencial do osso disponível superior ao canal alveolar inferior é uma preocupação clínica compreensível. O crescimento e desenvolvimento dinâmicos da mandíbula posterior nas dimensões transversal e ântero-posterior, juntamente com o seu crescimento rotacional, apresentam múltiplas preocupações em termos de tratamento. A combinação do crescimento aposicional alveolar posterior com a variabilidade potencial do crescimento rotacional mediado pelo côndilo cria uma variabilidade extrema no crescimento mandibular posterior no paciente em rápido crescimento. Tal como no quadrante posterior do maxilar, quanto mais distal for colocado o implante, maior pode ser a variação do crescimento num plano vertical e transversal.

• Existe uma pressão compreensível para colocar implantes osseointegrados numa idade precoce, de modo a utilizar totalmente todo o tecido ósseo supracanal antes de ocorrerem alterações reabsortivas. A potencial morbilidade óssea secundária à remoção de um implante mal posicionado ou a reabsorção óssea secundária à magnificação da carga causada por um implante mal posicionado deve temperar o julgamento clínico relativamente à colocação de implantes neste quadrante num paciente em rápido crescimento.

• Embora a junção gengival restauradora não se encontre normalmente numa área de grande foco estético, o potencial para o aumento do rácio coroa/implante secundário ao crescimento aposicional e ao crescimento rotacional é uma complicação grave.

• O potencial para as alterações normais da remodelação reabsortiva afectarem os aspectos linguais de um implante colocado distalmente neste quadrante é, atualmente, uma preocupação teórica não comprovada.

• A colocação de implantes osseointegrados no quadrante posterior da mandíbula deve ser adiada até à maturação do esqueleto. Se os objectivos únicos do planeamento do tratamento exigirem a sua utilização, é obrigatório um consentimento informado cuidadoso. A utilização de uma prótese recuperável com atenção cuidadosa aos cuidados de acompanhamento sequenciados de rotina é imperativa até se atingir a maturação oclusal final.

Recomendações para a colocação de implantes de acordo com o comprimento do espaço edêntulo

Sharma e Vargervik afirmaram que a utilização de implantes em crianças em crescimento não é recomendada por rotina devido a preocupações relacionadas com o crescimento dos maxilares. No entanto, nem todas as crianças com dentes em falta precisam de esperar que o crescimento esteja concluído antes da colocação do implante. Esta decisão deve basear-se não só no crescimento, mas também no número e na localização dos dentes em falta. Apesar de todos os estudos evidenciarem que a colocação de implantes deve ser adiada até à conclusão do crescimento, há certos casos em que podemos considerar a colocação de implantes. Sharma e Vargervik classificaram estes pacientes em três grupos distintos que seguem critérios anatómicos específicos:

GRUPO	CARACTERÍSTICAS	PROBLEMAS NA COLOCAÇÃO DE IMPLANTES
Grupo I	Crianças com falta congénita de um único dente e com dentes adjacentes dentes permanentes	O implante ficará submerso em relação aos dentes adjacentes. Isto levaria a uma complicação estética e poderia resultar numa má relação implante/coroa se a restauração fosse refeita no seu comprimento adequado para camuflar a submersão.
Grupo II	Crianças a quem faltam mais do que alguns dentes, mas que têm dentes permanentes presentes adjacentes a sítios desdentados	As próteses removíveis são utilizadas para otimizar ortodonticamente a posição dos dentes e consolidar os espaços edêntulos. Nalguns pacientes, os implantes podem ser colocados antes do crescimento estar concluído, para benefícios psicológicos de uma solução mais funcional, estável e estética. No entanto, quando o crescimento estiver concluído, haverá necessidade de reposicionar cirurgicamente o segmento do implante com osteotomia segmentar ou osteogénese de distração para uma posição mais favorável. Outra alternativa seria a substituição da prótese por porcelana cor-de-rosa para melhorar a simetria estética da proporção dos dentes e a posição gengival.

	Crianças que são completamente desdentadas numa arcada ou têm uma	Os doentes têm normalmente o diagnóstico de displasia ectodérmica. Como os dentes estão ausentes, o crescimento dentoalveolar e a subsequente submersão do implante não são uma preocupação. Neste caso, o crescimento da mandíbula para baixo e para a frente e a consequente discrepância do tamanho da mandíbula constituem um problema.
Grupo III	ou dois dentes em más posições na arcada	Devido a uma má higiene oral, a colocação de implantes em pacientes com menos de 7 anos de idade não é indicada. No entanto, pode ser necessária uma cirurgia quando o crescimento estiver completo para corrigir a discrepância de tamanho da mandíbula. A prótese pode ter de ser refeita.

Na prática dentária atual, o plano de tratamento para espaços edêntulos inclui sempre a opção de implantes. Estes não só ajudam a proporcionar um melhor estilo de vida, como também reabilitam o paciente para uma função mastigatória mais normal. O cirurgião-dentista tem a responsabilidade de responder às crescentes exigências de um "paciente consciente". Embora a utilização de implantes em adolescentes seja pouco frequente, o cirurgião-dentista preocupa-se com os "surtos de crescimento" relacionados com a maxila e a mandíbula. Se seguir corretamente as indicações e o calendário de colocação dos implantes, a previsibilidade do seu sucesso não será um problema para ele. Se o protocolo para a colocação de implantes em adolescentes for seguido, a sua taxa de sucesso pode ser garantida e podem ser utilizados de forma mais rotineira

REFERÊNCIAS

1. Glossário de termos periodontais 2004

2. Shah A,Mitra Dipika Silvia V. Rodrigues S.V,Pathare P.N,Podar Rajesh S, and Vijayakar H.N , Implants in adolescents , J Indian Soc Periodontol. 2013 Jul- Ago; 17(4): 546-548.

3. Cronin RJ, e Oesterle LJ, Implant use in growing patients , Dental Clinics Of North America, 1998 ; 42(1) : 1-35

4. Bjork A. Variações no padrão de crescimento da mandíbula humana: Estudo radiográfico longitudinal pelo método do implante. J Dent Res. 1963;42(Pt 2):400-11.

5. Bergendal T, Eckerdal O, Hallonsten AL, Koch G, Kurol J, Kvirt S. Implantes osseointegrados na habilitação oral de um rapaz com displasia ectodérmica: relato de um caso. Int Dent J 1991;41:149-56.

6. Thilander B, Odman J, Gröndahl K, Lekholm U. Aspectos dos implantes osseointegrados inseridos em maxilares em crescimento: Um estudo biométrico e radiográfico em porcos jovens. Eur J Orthod 1992;14:99-109.

7. Ledermann PD, Hasell TM, Hefti AF. Implantes dentários osseointegrados como terapia alternativa à construção de pontes ou à ortodontia em pacientes jovens - sete anos de experiência clínica. Pediatr Dent 1993;15:327-33.

8. Smith RA, Vargervik K, Kearns G, Bosch C, Koumjian J. Colocação de implantes endósseos numa criança em crescimento com displasia ectodérmica. Oral Surg Oral Med Oral Pathol 1993;75:669-73.

9. Oesterle LJ, Cronin RJ, Ranly DM. Implantes maxilares e o paciente em crescimento. Int J Oral Maxillofac Implants. 1993;8:377-87.

10. Robert J., Cronin, Jr, Larry J. Oesterle, Don M. Ranly, Mandibular implants and the growing patients, Int J Oral Maxillofac Implants, 1994;9:55-62)

11. Vierucci S, Baccetti T, Tollaro I, Dental and craniofacial findings in hypohidrotic ectodermal dysplasia during the primary dentition phase, Journal of Clinical Pediatric Dentistry, 1994;18(4):291-297

12. Thilander B, Odman J, Gröndahl K, Friberg B., Osseointegrated implants in adolescents. Uma alternativa na substituição de dentes em falta, Eur J Orthod. 1994;16:84-95.

13. Ari Kupietzky, Milton Houpt , Hypohidrotic ectodermal dysplasia: Characteristics and treatment, Quintessence Int 1995,-26:285-291

14. Iseri H, Solow B. , Continued eruption of maxillary incisors and first molars in girls from 9 to 25 years, studied by implant method. Eur J Orthod 1996;18:245-56.

15. Brugnolo E, Mazzocco C, Cardioli G, Majzoub Z. Achados clínicos e radiográficos após a colocação de implantes dentários unitários em pacientes jovens. Relatos de casos. Int J Periodont Res Dent 1996;16:421-33.

16. Kearns G, Perrott DH, Sharma A, Kaban LB, Vargervik K, Colocação de implantes endósseos em fendas alveolares enxertadas, Cleft Palate Craniofac J., 1997 Nov;34(6):520-5.

17. Escobar V, Epker BN. Crescimento ósseo alveolar em resposta a implantes endósseos em dois pacientes com displasia ectodérmica. Int J Oral Maxillofac Surg 1998;27:445-7.

18. Guckes AD, Roberts MW, McCarthy GR., Pattern of permanent teeth present in individuals with ectodermal dysplasia and severe hypodontia suggests treatment with dental implants, Pediatr Dent., 1998 Jul-Aug;20(4):278-80.

19. McMillan A.S., Nunn J.H. & Postlethwaite K.R. , Implant-supported prosthesis in a child

with hereditary mandibular anodontia: the use of ball attachments , Int J Paediatr Dent., 1998 Mar;8(1):65-9.

20. Kearns G, Sharma A, Perott D, Schmidt B, Kaban L, Vargervik K., Placement of endosseous implants in children and adolescents with hereditary ectodermal dysplasia, Oral Surg Oral Med Oral Pathol Oral Radiol Endod. 1999 Jul;88(1):5-10

21. Kohavi D. , Sequência e momento do aumento ósseo e inserção de implantes no paciente adolescente: três relatos de casos, Pediatric Dentistry , 1999 ; 21(1) : 57-63

22. Oesterle LJ, Cronin RJ Jr. Crescimento adulto, envelhecimento e os implantes unitários. Int J Oral Maxillofac Implants 2000;15:252-60.

23. Bonin B, Saffarzadeh A, Picard A, Levy P, Romieux G, Goga D., Early implant treatment of a child with anhidrotic ectodermal dysplasia. Apropos of a case, Rev Stomatol Chir Maxillofac. 2001 Nov;102(6):313-8.

24. Bector KB, Bector JP, Keller EE. Análise do crescimento de um paciente com displasia ectodérmica tratado com implantes endósseos: Relato de um caso. Int J Oral Maxillofac Implants 2001;16:864-74.

25. Bergendal B. Habilitação protética de um jovem doente com displasia ectodérmica hipohidrótica e oligodontia. Um relato de caso de 20 anos de tratamento. Int J Prosthodont 2001;14:471-9.

26. Guckes AD, Scurria MS, King TS, Mc Carthy GR, Brahmin JS. Ensaio clínico prospetivo de implantes dentários em pessoas com displasia ectodérmica. J Prosthet Dent 2002;88:21-5.

27. Prachar P, Vanek J. Defeitos dentários tratados com implantes dentários em adolescentes. Scr Med (Brno) 2003;76:5-8.

28. Op Heij DG, Opdebeeck H, Van Steenberghe D, Quirynen M., A idade como fator de compromisso para a inserção de implantes, Periodontol 2000, 2003;33:172-84.

29. Sweeney IP, Ferguson JW, Heggie AA, Lucas JO. Resultados do tratamento de pacientes adolescentes com displasia ectodérmica tratados com implantes dentários. Int J Pediatr Dent 2005;15:241-8.

30. Divisão de Comunicações da Associação Dentária Americana, Para os pacientes dentários, JADA 2005

31. Brahim JS , Dental implants in children , Oral Maxillofac Surg Clin North Am., 2005 Nov;17(4):375-81.

32. Ersoy Ahmet Ersan, Ellialti Demet Bendik, Dogan Necdet, Implant Dentistry (Fator de Impacto: 1.4). 01/2006; 15(4):412-9.

33. Heij DG, Opdebeeck H, van Steenberghe D, Kokich VG, Belser U, Quirynen M., Facial development, continuous tooth eruption, and mesial drift as compromising factors for implant placement, Int J Oral Maxillofac Implants. 2006 Nov-Dez;21(6):867-78.

34. Alcan T, Basa S, Kargul B. Análise do crescimento de um paciente com displasia ectodérmica tratado com implantes endósseos. Acompanhamento de 6 anos. J Oral Rehabil 2006;33:175-82.

35. Kramer FJ, Baethge C, Tschernitschek H. , Implants in children with ectodermal dysplasia: a case report and literature review, Clin Oral Implants Res. , 2007 Feb;18(1):140-6.

36. Fudalej P, Kokich VG, Leroux B. Determinar a cessação do crescimento vertical das estruturas craniofaciais para facilitar a colocação de implantes dentários unitários. Am J Orthod Dentofacial Orthop 2007;131:59-67.

37. Stanford CM, Guckes A, Fete M, Sarun S, Richter MK. Percepções dos resultados da

terapia com implantes em pacientes com síndromes de displasia ectodérmica. Int J Prosthodont 2008;21:195-200.

38. Bergendal B, Ekman A, Nilsson P. Falha de implantes em crianças pequenas com displasia ectodérmica: Uma avaliação retrospetiva da utilização e dos resultados do tratamento com implantes dentários em crianças na Suécia. Int J Oral Maxillofac Implants 2008;23:520-4.

39. Mavrogenis AF, Dimitriou R, Parvizi J, Babis GC , Biology of osseointegration, J Musculoskelet Neuronal Interact. 2009 Abr-Jun;9(2):61-71.

40. Pena William A., Vargervik Karin, Sharma Arun, Oberoi Snehlata , The Role of Endosseous Implants in the Management of Alveolar Clefts, Pediatric Dentistry, Volume 31, Número 4, julho/agosto de 2009, pp. 329-333(5)

41. Fotso, J.Hugentobler, M.Kiliaridis, S., Richter M , Anhidrotic ectodermal dysplasia.Rehabilitation, Rev Stomatol Chir Maxillofac. 2009 Feb;110(1):50-4.

42. Kruthika S Guttal , Venkatesh G Naikmasur , Puneet Bhargava e Renuka J Bathi , Frequency of developmental dental anomalies in the Indian population, Eur J Dent. Jul 2010; 4(3): 263-269.

43. Andersson B, Bergenblock S, Fürst B, Jemt T, Função a longo prazo de restaurações de implante único: Um estudo de acompanhamento de 17 a 19 anos sobre a infraposição de implantes relacionada com a forma do rosto e a satisfação dos pacientescid_381 Clinical Implant Dentistry and Related Research, 2011; 15(4) : 471-480

44. Prasad Anupama, Prasad Krishna , Efeito da colocação de implantes em adultos em crescimento no desenvolvimento craniofacial: A literature review, J Dent Implant [serial online] 2012 [cited 2014 May 10] ; 2-97-102

45. Agarwal Nidhi, Godhi Brinda , Verma Priya, Implantes pediátricos - um dilema clínico, J Oral Health Comm Dent 2012;6(3)109-112

46. Heuberer, S., Dvorak, G., Zauza, K. e Watzek, G. (2012), A utilização de onplants e implantes em crianças com oligodontia grave: uma avaliação retrospetiva. Investigação clínica sobre implantes orais, 23: 827-831.

47. Mishra SK, Chowdhary N, Chowdhary R , Implantes dentários em crianças em crescimento , 2013 ; 31(1) : 3-9

48. Heuberer S, Dvorak G, Mayer C, Watzek G, Zechner W. Os implantes dentários são uma alternativa viável para compensar a oligodontia em adolescentes. Clin. Oral Impl. Res. 00, 2014, 1-6.

49. Williams Cecil, Kumar Manish , Bajpai Manas, Agarwal D, Lavania Anuj , Estratégia de tratamento protético para pacientes com displasia ectodérmica: Uma revisão da literatura, SRM J Res Dent Sci 2014 ; 5: 46-50

ÍNDICE DE CONTEÚDOS

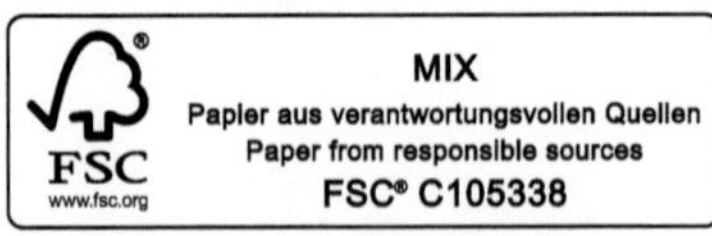

Printed by Books on Demand GmbH, Norderstedt / Germany